主编 ⊙ 周小青

DIGITAL
CHINESE MEDICINE
RESEARCH

数字中医药研究

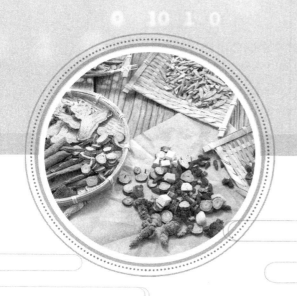

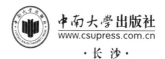

中南大学出版社
www.csupress.com.cn
·长沙·

图书在版编目（CIP）数据

数字中医药研究／周小青主编. —长沙：中南大学
出版社，2023.7

ISBN 978-7-5487-5305-6

Ⅰ．①数… Ⅱ．①周… Ⅲ．①数字技术－应用－中国
医药学－研究 Ⅳ．①R2-39

中国国家版本馆 CIP 数据核字（2023）第 049441 号

数字中医药研究
SHUZI ZHONGYIYAO YANJIU

周小青　主编

□出 版 人	吴湘华
□责任编辑	王雁芳　张韫玉
□责任印制	李月腾
□出版发行	中南大学出版社
	社址：长沙市麓山南路　　　邮编：410083
	发行科电话：0731-88876770　传真：0731-88710482
□印　　装	长沙市宏发印刷有限公司

□开　　本　710 mm×1000 mm 1/16　□印张 13.5　□字数 255 千字
□互联网+图书 二维码内容　字数 14 千字
□版　　次　2023 年 7 月第 1 版　　□印次 2023 年 7 月第 1 次印刷
□书　　号　ISBN 978-7-5487-5305-6
□定　　价　99.80 元

编写委员会

主　编　周小青

副主编　晏峻峰　张水寒　胡志希　孙克伟
　　　　　曾逸笛　骆嘉伟

编　委　蔡　洁　李金霞　李科威　李　琳
　　　　　梁　昊　梁雪娟　刘爱华　刘东波
　　　　　刘　浩　刘青萍　刘正清　刘志军
　　　　　罗成宇　瞿昊宇　万　丹　王林峰
　　　　　王伟胜　王　雅　韦昌法　肖晓霞
　　　　　谢　景　杨　华　银思涵　袁　维
　　　　　袁振仪　瞿志强　张茜茜　张　涛
　　　　　郑彩杏

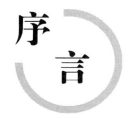

序言

　　中医药来源于中国广袤大地上的劳动人民与疾病作斗争的经验总结和对疾病规律的科学研究，各地风土人情不一样，语言"十里不同音"，还有"十里不同风，百里不同俗"的习惯、认知等，在这样一个基础上，要对中医药进行数字化，其困难程度是难以想象的。

　　有一位研究中国历史社会的学者曾说过："中国很早就形成一个政治、思想、社会和文化既重叠又互相支持的完整系统，如果没有特别强烈的颠覆性冲击，它总是能自己调整，也就是始终'在传统之内变'。"我们把这一描述用来形容中医药也是比较贴切的。

　　所以，外面的知识也好，宗教也好，思想和文化也好，很难零敲碎打地改变中国，而中国在接受外来文化的时候，也很不愿意简单机械地照搬"拿来主义"，这也是当下许许多多中医药同仁所抱持的观点与态度。

　　面对中医药在中国广袤大地上几千年的发展，时值其在"抗疫"战场上再建奇功之时，《数字中医药研究》的推出，是不是有点"明知山有虎偏向虎山行"的意涵？

　　既对，也不对！

　　对：我们敢于面对困难和挑战！

　　不对：我们中医界同仁目的一致——与时俱进，为发展、提升中医药而去思考，去努力，去奋斗，去行动。

用数字化技术去整理、研究中医是一方面，如用区块链方法研究中药的种植、产品溯源，用数据挖掘技术整理医案等。这一方面的工作现在许多学者都在做。

我们在这里要特别强调的另一方面，就是要用数字化理念去思考中医，如有十味中药补气，其作用力大小，在同等剂量下哪种排第一，哪种排第二……

总之，数字中医药研究，既要利用现代数字化技术与手段，又要用数字化理念去认识中医药，共同为中医药的发展作贡献。

邹北骥

2022 年 7 月

前　言

《数字中医药研究》的编写是一次利用现代数字化技术与手段，更新并使中医药研究数字化、实践这一复杂巨系统的重要尝试。很长一段时间，中医药承受着"诊断不精准、不客观""治疗手段有限，只开药不做手术""中医疗效不迅速、评价不客观"这样的误解，究其根本，多因中医药观察维度多、观察对象多、方法欠齐同与量化、表达欠具体而难以重复等。基于此种现状，我们编写了《数字中医药研究》，力图以数字化、微观化、智能化等研究方法，使中医药的研究、实践成为一个多领域融合、普适性强、与时俱进、国际领先的新兴学科，促进中医药现代化、国际化，给中医药学科注入新的生命力。

本书所涉及的研究内容主要来自数字中医药协同创新中心。该中心于2012年9月由湖南中医药大学牵头，依托该校国家重点学科中医诊断学这一平台，以中国中医科学院、湖南大学、汉森制药股份有限公司3家单位为核心组建而成。该中心自组建以来，以中医医疗与临床科研信息共享系统为基础，充分发挥高校教育学科交叉复合型人才的优势，研究数字化中医临床诊疗核心知识体系、工作流程及知识流的模型构建，同时在科研创新、学科建设、人才培养、国内外合作交流等方面取得了一定的研究成果。

本书共分五个章节。第一章为绪论，主要介绍数字中医药的概念、现状、特点、方法等内容。第二至第五章，分别为中医药数字化技术基础研究、中医诊断数字化与应用研究、方药标准数字化与应用研究、中医临床数字化与应用研究，每章介绍一个研究平台的概况、工作内容、创新技术、研究成果及价值意义等，如"中医诊断学辨证知识图谱构建研究与实践""中医诊法量化指标及计量诊断研究""中成药、经典名方制剂的标准化生产及二次开发""中医肝病术语规范化、标准化研究"，等等。

　　本书内容以创新为主，研究领域较多，限于经验水平，书中难免存在谬误，在此与各位同道交流切磋，不当之处请批评指正。同时也敬请各位同道在使用本书过程中提出意见，以便修改提高。

编者

2022 年 7 月

目 录

第一章
绪　论

第一节　数字中医药的概念

　　数字中医药，即利用统一性的数字化技术手段，对所发现的人体现象、变化规律及其相关物质的完整重现和认识；是一个利用数字化技术对中医药数据、信息及知识进行获取、存储、处理的综合系统；也是集中医药研究、临床实践、应用开发及服务于一体的复杂开放巨系统。数字中医药研究重点从中医标准化、客观化、微观化入手，从中医常见病证微观诊断、中医诊疗设备研制、中医人才引进和培养等方面展开应用研究，实现中医药数字化。

　　建立数字中医药系统，不仅可以从根本上解决制约中医药发展的方法与技术手段问题，而且可以解决长期困扰中医药的"继承与创新"问题。用数字化技术手段完整重现与认识中医药，本身就是对中医药最好的继承。重现得越完整，继承的水平就越高。数字信息易保存、不失真等特性，可以让中医药学更好地保持与延续；在重现的过程中，利用数据挖掘技术对海量数据进行分析、研究与应用，可以大大地提高对信息利用的能力，做到对大量信息及其隐含知识的深度发掘与利用。同时，数字中医药可以充分利用中医药的各种资源，通过全国、全世界的资源共享，促进中医药学的持续发展。

　　数字中医药通过将中医药概念数字化、微观化、智能化，使传统中医药学一跃成为能够充分利用现代科技的一个新兴学科、一个在国际上领先的学科，进而跟上时代发展的步伐，并与之同步前进。同时，数字中医药系统还可以将多学科、多部门、多地域所有与中医药相关的研究力量通过统一的数字化手段整合为一个整体，凭借我国在中医药学数千年的文化积淀与宝贵资源积累，将中医药学打造成领先学科。

总之，数字中医药是一个多学科融合与创新的产物，是传统中医药学研究人体复杂巨系统的方法和思路的数字化重现，它的研究与建立必将对系统科学、复杂科学及信息科学的发展作出巨大贡献。

第二节　与时俱进论中医

一、对中医的理解与认识

数字中医药的目的是建立基于规范、客观、微观的数字中医药，发展基于时间、空间、人体多维的智慧中医药。但在讨论数字中医药的概念与方法时，我们应对中医药的内涵、外延有更深入的思考，了解中医药的优势、特色与不足，才能更好地开展中医药数字化研究。

（一）中医与国家

毛泽东同志说："中国医药学是一个伟大的宝库，应当努力发掘，加以提高。"毛泽东同志在这里说的中医，是中国劳动人民几千年来同疾病作斗争的经验的总结和科学研究的成果，是从国家层面对中医相对抽象或更高层次的定义。

（二）中医与民族

一般来说，以汉语记录的医学，汉族人使用最为广泛，而中国的许多少数民族都有自己独特的医学，如苗族医学、藏族医学、维吾尔族医学等，而日本称中医为"汉方医学"。但实际上，各民族杂居，相互通婚，各民族医学相互交流，很难做到泾渭分明，我国将包括汉族和少数民族医药在内的各民族医药都归属中医药，而它们都受到《中华人民共和国中医药法》的保护。

（三）中医与地域

中国、朝鲜、日本、越南等国家都有自己的传统医药，可统称为"东方医学""替代医学"，与现代医学体系有很大差别。而随着人员流动，中医学不断交流推广，这种交流从过去一直延续至今，今天中医正逐渐走向世界，从英国、美国等发达国家到发展中国家。

（四）传统医学与现代医学

中医是否归属于传统医学？从现有的手段、方法上讲，"中医归属于传统医学"这种说法似乎较为客观。但与"传统"相反，中医药是否需要与时俱进？从"中医药需要与时俱进"这个观念上讲，中医非但不传统，还需要利用现代先进技术，不断继承创新，积极探索，向前发展。

（五）中医的完整定义

中医历史上主要以汉字来记载以汉族为主体的劳动人民与疾病作斗争的经验总结和科学研究成果。中医学认为，人是一个有机整体（有生命且具有一体性），人与自然是一个整体，天人相应，诊疗全过程要因人、因时、因地制宜，要辨证地认识人与病；中医主要以人体感官去收集人体各种信息，如人体不适或症状、体征，即以望闻（嗅）问切（触、按）的方式诊察病情，收集疾病的信息，辨证分析判断病证，以自然产品（主要为中药）、自然方法（推拿按摩）及当时最先进的方法技术（如麻沸散及手术、炼丹/化学药物）去治疗疾病的科学。

因此，中医（中国医药学）是发展的科学，是与时俱进的科学。认为"手术就是西医；中药现代研究成果就是西药；中医院买仪器、做检查就是西医化"的说法是片面的。换句话说，我们不仅不能丢了话语权，放弃阵地，还要积极地努力，争取有为阵地，获得响亮话语权！

（六）中医人应有的态度

由于中国近代科学技术的落后，中医技术发展也相对滞后。但勤奋上进的中华民族与疾病作斗争的努力是不可阻断的！中医借助工具来诊断；中医治疗有手术、栓剂、引流技术；中医剂型有膏剂、丹剂、丸剂、散剂、吸入剂等。古人还早已发现针对不同药物要采用不同的炮制方法，如水煎、酒引、鲜榨等类似现代水溶、脂溶等药物成分提取的方法。我们认为：即使中医有些方面技不如人，或对有些问题的认识有待提高，也不能轻言放弃！我们应认清自身固有优势，取长补短，继承创新，这也是中医与时俱进应有的态度。

二、对中医的常见误解

误解一：中医诊断不精准，不客观

有人认为中医诊断诊察手段相对古朴，不够精确和严格，直观多而客观化不足，定性多而定量不足，思辨多而实证不足，即诊断有一定的模糊性、猜测性和不确切性。然而我们应认识到，中医诊断有其独特性。正是由于古代科技水平的限制，古人仅能通过人体自身感官，如望、闻、问、切来收集临床资料，因而我们的先辈对四诊的诊查比如今有些医生更为细致，对临床资料的分类更为细致，同时注重人与时间、空间的多维联系，以及人体自身的调节能力，即因人、因时、因地的"三因"制宜，这也是注重实验室检查的现代医学所欠缺的，或者说应当重视的。

例如，一位 50 岁女性患者每到春季就会出现轻微胸闷、心悸，时轻时重，已 3 年，然而就诊时进行心电图检查却提示正常。从全时程、动态来看，患者客观反映出来的是胸闷，但躺在床上休息一会儿做心电图检查反而未发现异常，这种所谓的仪器带来的精准在时间空间维度上存在不对等。因此，临床上要求对这类患者做 24 小时心电监测，才可能发现有心电图的异常，与症状相符。但事情并未到此终结，患者近 3 年来每到春季出现胸闷，如果 24 小时心电监测未在春季时间段做，而是到了夏季时间段才做，那么事情可能也存在不确定性，或者说检查结果仍然可能显示正常。此外，还可能要进一步询问患者是否处于绝经阶段？是否与更年期有关？

因此，现代实验室检查所采集的标本仅能反映患者在检测当时、当地的病理状态，从维度上说，该诊断停留在空间和时间上恒定的一点，但人的身体和疾病是在动态变化中的，当下检测的非恒定的病可能处于未在发作时，即使较恒定的疾病，其指标结果也可能受到患者情绪、饮食等多方面的影响。而中医的精细问诊可以很好地解决这一问题，其诊断意义是不可忽视的！尤其是医生不能因为有人说不精准、不客观就放弃精细问诊，丢弃中医自身固有优势！随着穿戴设备的发展，我们可以预见中医有些描述性的问题将在发展中得到解决。

误解二：中医见效慢，只治慢性病

在老百姓眼中，中医的作用是"调理身体"，是"慢郎中"，但实际绝非如此。如针灸治疗部分疼痛性疾病及小儿高温中暑休克，通常用"秒"来计量治疗效果；速效救心丸治疗某些疾病引起的昏迷，见效也是十分迅速的。

误解三：中医只开中药，不做手术

中医除了常用的草药，还有很多的适宜技术，具有简、便、效、廉、验的特点，且易于掌握与推广，如刮痧、拔罐、推拿等技术在民间已得到大力发展。而要论及有创性的疗法，如小针刀、放血疗法等都有非常快速与确切的疗效，古代的华佗用麻沸散麻醉做手术也开创了手术先河，而成为一段佳话。

误解四：中医疗效不客观，不确切

部分人对中医持怀疑态度，认为中医的疗效来自患者的自我感觉，患者症状的减轻是患者自愈的结果。之所以形成这样的误解，正是因为中医是依据患者的自我感觉、症状进行辨证，而自我感觉的变化无法很好地量化与衡量，所以造成了中医疗效不确切的误解，而这正是中医数字化需要解决的问题。如青蒿鳖甲汤治疗阴虚潮热、烘热无汗的疗效极佳，但由于这种烘热仅是患者的自我感觉，而非体温的升高，因此难以标准化地评价。许多尚未阐释清晰的问题只是人们还未找到大家都认可的方法与标准，并不是事物本身不存在，潮热汗出，可见肌肤色红、汗出、自觉发热、触按也热，虽然有时体温并未超过 37 ℃，但只需要细致地观察统计，或用穿戴设备进行前后对照，则可解决科学客观问题。当然，过去中医人用数字化、标准化、量化的工具和方法去认识、思考以及表达不够也是原因之一。

误解五：中医没有健康的评定标准

西医对人体健康的量化评定包括身体与心理两个方面，身体健康评价主要侧重于基本生命体征，如体温、心率、脉搏、血压，还包括各系统专科体格检查及辅助科室相关检查；心理健康评定多采用症状与多种量表的结合，力图准确、多维地对心理健康进行量化评价。而中医对健康状态的认知，源于《素问·生气通天论篇》所言"阴平阳秘，精神乃治"，看似粗犷模糊，但实则中医对人体生命体征的认识非常完整科学，只是没有被普及认识。气是万物的本源，气机"升降出入"，人体内的有形与无形之物也随气之变化进行不断地运动转化，可以说气机变化的 4 个角度，便是中医诊断中的"基本生命体征"。"入"观察人体之胃气，可从食量、食物结构、食欲来定量考察；"出"通过观察大小便的颜色、形状、频率，排便感觉，汗液的量、部位，呼出气体的频率、强度、节律来评价；"升降"通过观察睡眠质量、入睡时间、睡眠时间、睡眠效率等，均有可以借鉴的量表与定量的方法；此外，还需考察脉象之"胃""神""根"等。这种基于气机运动变化探讨人体健康的评定标准，以易于观察、量化的几大外观征象为主要研究对象，对这些特征的量化，能够很好地指导中医对人体健康进行诊断、评定，在为临床诊疗、信息交流提供规范的同时，还能在科研方面为运用新药物、新疗法的人员进行健康筛选和疗效评定予以进一步的细化和量化。当然，中医诊断对人体健康标准的量化评定，并非一朝一夕就能完善并形成系统，还需要更多的研究、分析、探讨和补充才能迅速发展起来，成为数字中医药研究的重要部分。

综上所述，中医认识人体健康的九个方面：面色红润、思维清晰、耳聪目明、能吃会睡、呼吸平和、胖瘦适中、行动自如、二便清爽、适应自然，与之相反的，中医称为"水土不服"。

误解六：中医不谈基因

精准医学是现代医学的发展方向，通过基因筛查强调个性化的诊疗，这在肿瘤的化疗中取得了可喜的进展。但在数百年前，中医早已认识到了个体的不同，提出了体质的概念。为什么有的人会患甲状腺组织增生性疾病，如甲状腺结节、囊肿等，前人总结出与缺碘有关，但为什么缺碘？虽然不排除碘摄入量少，但同样饮食的人有的人缺，而有的人又不缺，为什么？中医从体质去找原因——多阳虚，这可能与人体阳气不足，能量减弱，代谢降低，从而引起碘的吸收障碍有关，加之阳气推动不足，气血津液凝滞，痰瘀互结，形成增生性疾病。因此，体质是一个综合了遗传基因、组织结构、功能特征及对环境影响作出反应的特点性概念，不同于基因片段的简单点上的认识。换句话说，基因治疗如替换或抑制某个基因，对人体整体结构、功能特征的作用有限，而调整体质，则可以从组织结构、代偿能力、反馈能力多个角度进行综合治理。

误解七：中医很落后

中医是从人与自然、人与人、人与社会的关系及时间、空间等多角度认识人体的，尽管观察手段、诊断技术基于望、闻、问、切，且比起今日之手段，并不显优势，但仍然能观察到一些未被现代先进技术发现的现象或规律，如前面内容所述的自觉发热等，这并不是落后，而应该是一种"超前科学"。然而，中医确实存在不足之处，如观察维度多、观察对象多，其研究方法缺乏齐同、量化，表达不具体而难以重复，因而不被西医或现代其他科学一部分学者认为是科学。因此，我们应尝试使用更严格、具体的观察方法，基于微观、客观、规范的多时间点、多维度研究，以试图破解中医困局，这是一种创新与进步。

第三节　中医药数字化的特点

西医采用现代仪器进行组织形态、成分分析，其特点为重复性高、直观且可精确到细胞、基因层面，然而这种精细诊断较少考虑个体差异，以大多数正常人的均值作为参考标准，在一定程度忽略了置信区间以外 5%～10% 的人群。从这个角度看，可能有 5%～10% 的人群的诊断存在偏差。临床中可以出现以下几种情况：①实验室检查结果异常，自身感觉不适，此为明确的疾病状态；②实验室检查结果正常，身体无不适，此为健康状态；③部分患者实验室检查发现异常，而无身体不适，或身体感觉不适，各项检查结果却正常，这是否属于亚健康状态？临床如何施治？检查异常是否就患有疾病？是否检测指标数值越高，则越有可能出现不适？不适的阈值为多少？这些是现代医学尚未阐明的问题。例如，基础血压低的人（血压为正常值下限，如 90/60 mmHg①血压升高 30/20 mmHg，即血压为 120/80 mmHg，其数值仍在正常范围内，但出现头晕等症状；而基础血压相对高的人（血压为正常值上限，如 120/80 mmHg）血压升高 20/10 mmHg，即血压为 140/90 mmHg，临床诊断为高血压，患者却没有临床表现，该如何治疗？现代医学尚未能考虑到每个人的自我调节及对疾病的耐受能力，如血压升高呈渐进式，人体适应了，就可能无不适感觉。相对地，中医放眼人体大环境和全时程，观察疾病与人体活动、时间和环境的关系，多时间、多空间、动态全面地考量疾病细微的发展变化，更加精准地勾画人体功能及疾病的状态，以此作出精确的、个性化的诊断。中医的数字化特点体现在以下几个方面。

一、多维空间

人体是有机整体，以五脏为中心，通过经络的沟通、气血的灌注，把六腑、官窍、四肢百骸、筋、脉、肉、皮毛、骨连成一个有机的整体，形成一脏一腑一体一窍的五脏核心系统，如头晕、耳鸣、目赤这些表现在头面部的症状，病位却在肝。脏与脏之间的关系仿照阴阳五行，又可相互影响，因此，在临床上，中医考察疾病会从人体的多个空间着手，如胃痛表现在胃脘部，除了问及是否有呃逆、嗳气、呕吐等胃部症状外，还会问及大便、饮食（脾）、口味（胆）、情绪（肝）、睡眠（心）等情况。

在整体上，肝开窍于目，心开窍于舌，脾主四肢肌肉等。在局部上，身体部位的二次分候还有助于全身疾病的定位，如头痛，根据疼痛的部位，可分为前额痛、后头痛、侧头痛、巅顶痛，分别定位于阳明经、太阳经、少阳经和厥阴经。在望诊上，除了《灵枢·五色》分候法和《素问·刺热》分候法，面部的不同部位对应不同的脏腑以外，还有眼睛的五轮学说，耳郭的躯体分部，足底的反射区，舌的尖、边、根、中，脉的三部九候，这些都是对身体易暴露部位的二次分候。这种从局部观整体，以小见大的诊断方式，根植于生物全息律，极具中医特色。

---

① 1 mmHg≈133.32 Pa。

多维空间还表现在地域对人的影响。不同地域，由于地势、气候条件及生活习惯各异，人的生理活动和病理变化特点也不尽相同，例如，西北多燥寒、东南多湿热。随着科技的发展，既往根据气候推断的因地制宜概念可能发生改变，如空调、冰箱等电器的广泛使用，冷饮、冰棍等夏季热销品，导致东南地区阳虚、阴暑、寒湿病邪类疾病的发病率逐渐增高，淡舌、胖舌、齿痕舌屡见不鲜，基于此，广东地区产生了扶阳派、火神派；而东北地区冬季长、气温低，暖气成了必备之品，加之寒邪闭郁毛孔、人们嗜食酒肉，导致火热内生，红舌、黄苔比比皆是。因此，在结合地域、气候进行辨证的同时，应该与时俱进，考虑科技发展对疾病谱造成的变化。

二、以人为本

现代医学从基因、分子、细胞层面认识人体，而中医的观察对象是有差异的人，因此，中医更注重患者的自我感觉与身体反应。症状反映了人体对病理状态的反应能力、代偿能力、适应能力，其差异由体质、性别、年龄等因素决定。中医正是通过观察人体外在的综合反应，即症状、体征，以了解内在的个体差异，从而给出个性化的治疗方案。中医十分重视对症状和体征的深入剖析与挖掘，通过望、闻、问、切，尽其所能地挖掘患者的每个细节变化，为诊断提供依据。以头痛为例，分为 10 余种性质的痛，有胀痛、刺痛、重痛、空痛、掣痛、隐痛、冷痛、热痛、酸痛、绞痛等。除此之外，还需要进一步了解疼痛部位、范围、诱因、加重或缓解因素，疼痛与饮食、活动、情绪乃至季节、时辰的关系。又如在患者提及口渴时，还应继续追问患者口渴是否喜饮，对冷饮、热饮的偏好以及饮入后的反应。从对疾病的认识中还可看出，与西医参照正常人不同，中医更多地采用自身前后对照，这种认知方法很好地解决了置信区间以外 5%~10% 的人群的诊断偏差，特别是对具有临床症状，但检测指标正常的患者，中医个性化诊疗独具优势。中医学以人为本、因人制宜的理念，细致入微的诊查方法和对疾病全时程、多维度的精准把握，体现了中医药先进的哲学思维。

第四节　数字中医药的研究方法

因为人体的功能状态是对作用于形态结构(有机体)的内外环境各种因素的反应状态，与心理、社会、气候、地域等因素紧密相关，所以通过人体进行证候研究是中医药研究的主要方法。这种方法所研究的人体生命活动规律，不仅具有整体、动态、个体化的特点，同时可以充分反映人体多样性的特点，还可以充分体现人体个体间的差异，人体与自然界的关系，人类社会中人与人之间的关系。正因于此，中医医生在使用中药时，强调"辨证施治"及"君臣佐使"的配伍，尽可能地保存中药天然、多成分、微量成分组合的特点，使其成为一种针对人体多环节、多层次进行整合调节的药物。中医药强调对人体多样性的保持，强调整体、动态、个体化掌握人体规律，强调将人作为其研究人体功能状态变化的主要对象。因此，中医药所面临的是海量信息、"杂乱无章"非线性的信息、多源多类型的信息，而中医药的理论、概念、方法等都是通过对这些信息进行分析整理、研究而产生的，离开了临床和临床信息就没有中医药。由此可见，中医对人体生命活动的变化规律的把握水平如何，关键取决于对海量信息的采集、存储、使用的方式、效率和能力。

一、要素解析

要素解析是中医药数字化的第一步，是将中医基础理论中的模糊部分或者是在当今科学技术条件下能精细化分析的部分进一步剖析，从而达到细致化、同一化的目的，或实现工程化。要素解析能提高对疾病的认识和诊疗水平，缩小诊疗过程中的灰色地带，从而优化临床用药效果，提升中医药的可信度、科学性，更好地为数字中医药服务。要素解析涉及多种途径。

（一）症状的要素解析

中医十分重视对症状和体征的深入挖掘与剖析，通过望、闻、问、切，尽其所能地挖掘患者的每个细节变化，为诊断提供依据。如头痛，我们除了需要区分疼痛的性质（如胀痛、刺痛、重痛、空痛等）外，还需要进一步了解疼痛部位、范围、诱因、加重或缓解因素，疼痛与饮食、活动、情绪乃至季节、时辰的关系。又如在患者提及口渴时，我们还应继续追问患者口渴是否喜饮，对冷饮、热饮的偏好以及饮入后的反应。这种认知方法考虑了人的体质、对疾病的适应能力及身体调节能力，通过对症状精细的要素解析，有利于精准辨证。

（二）病因的要素解析

例如，风寒湿三气夹合而致痹证，临床合称为风寒湿痹证，而没有深入具体地分析病因的主次顺序，将其诊断为风湿寒痹证、寒风湿痹证、寒湿风痹证、湿风寒痹证、湿寒风痹证等。在进行要素分析时，可将风寒湿痹证的三个病因变量做实验研究。在受试对象相同的情况下，分别控制风速、温度、湿度、持续时间四大因素，进行不同程度的排列组合，观察其对同一机体产生的不同影响，如在相同温度、湿度、持续时间的情况下，以不同风速作用于同一机体，可测量其皮肤紧张度、肌肉松紧度、关节活动度、血流速度及风湿全套分析等数据，结合其生物反应，探索致病条件的具体特点及其排列组合后条件的"序列"。假设结论：在其余条件均相同的情况下，当风速为 15 m/s 时，机体皮肤紧张系数从 100 下降为 50，可知此时的风速对机体腠理开合有明显作用。在确定单一因素生效之后，增加变量，如风速为 15 m/s 时，风速对机体生效，此时在其余条件不变的情况下，将各组温度逐一升高或降低 1 ℃，再进行观察，多变量的操作亦如此进行。基于实验探索得出致病条件的特点，再与传统中医理论整合，这样既能印证中医的基础理论，又能为诊疗的精细化提供实验室依据。

(三)病机的要素解析

中医的病机常常存在互为兼夹、互为影响、互为转化的关系，某个笼统的病证概念又可根据病因、病性、病位等进一步划分亚型证，如血瘀证，可根据病因划分为气虚血瘀证、气滞血瘀证、寒凝血瘀证、热结血瘀证、痰凝血瘀证、阴虚血瘀证等，不同亚证型使用的方药也会相应不同；又如阴虚证，根据病机的变化程度不同，可分为单纯的阴虚证，而阴虚证会进一步出现阴虚火旺证、阴虚阳亢证、阴虚内热证。人们常说的痰瘀互结证(图 1-1)，痰浊与瘀血是互为影响的两个病理因素，痰浊可阻滞气机，导致气血运行不畅，形成瘀血，而瘀血又可反过来加重痰浊的程度，因此两者往往互为兼夹，难以分开，甚至有气虚、气滞等重叠的病理因素存在，有关痰浊与瘀血的研究仍是当下的热点，其相应的病理机制、标志物等尚未被完全阐明，而痰瘀互结证的机制更需要进一步被深入挖掘。

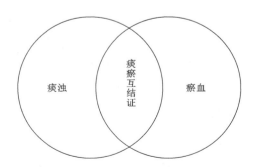

图 1-1　痰瘀互结证的病机示意图

(四)方药的要素解析

病机具有层次性,同时治法也具有层次性,如调整阴阳属于治疗大法,益气活血、祛痰止咳属于具体治法,又如下法为治疗腑实证的大法,可细分为寒下法、温下法、润下法、逐水法和攻补兼施法 5 类小法。此外,方剂和药物也会具有作用环节上的差异,如同为活血化瘀药,根据效用的不同,可分为和血、活血、破血、攻血,代表性的药物如当归、川芎、桃仁、土鳖虫(图 1-2),又如同为补气药,可对其补气的作用作大致排序,如人参>黄芪>茯苓>甘草。方剂存在同证多方的现象,即方剂之间各有差异,如活血化瘀方剂,可有补气活血、行气活血、温经活血、化痰活血等不同,在疗效上,我们前期进行过五首活血化瘀方治疗血瘀证的疗效对比,发现血府逐瘀汤、失笑散、丹参饮、活络效灵丹、桃红四物汤在治疗血瘀证的作用靶点及环节上存在差异,且改善血瘀状态的疗效逐渐减弱。

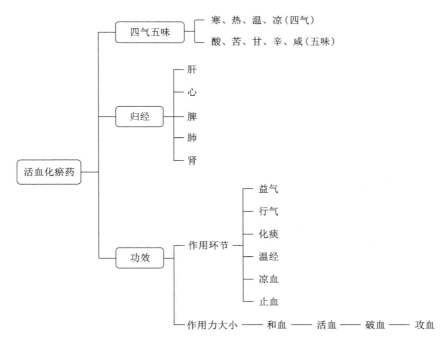

图 1-2 活血化瘀药要素解析示意图

综上所述,中医之症状、病因、病机、方药存在模糊性、复杂性,我们有必要对其进行进一步的梳理、拆解,以明晰、规范相关名词的概念,从而促进中医诊疗的精细化、路径化、标准化。

二、证素辨证

目前，临床医疗的社会认同感大多对西医学"看病治病"的理论和方法容易理解和接受一些，而对中医学"辨证论治"理法方药的特点认识不深、理解不够。在临床上，即使是按中医辨证论治治好的疾病，包括许多中医临床医生也只能解释为病看好了，而不是"证"辨准了，结果会使中医特色被埋没，辨证论治被冷落。其实中医临床医生都很清楚，按病分型难以反映疾病发生发展的复杂性，同一种"病"的临床症状、体征等可因疾病个体不同、病因差异、过程变化等呈现复杂多样性，同一种"病"经过辨病论治后只可获得一个病名，不可能体现辨证论治的灵活性。因此，中医临床辨证论治是在中医整体观念的思维原则指导下，对疾病的发生发展变化过程等综合信息进行分析处理，并得出准确的"证"的过程，临床疾病的单一辨病治疗，代替不了临床辨证论治"证"的多样性的结果。中医临床辨证论治是一病辨多证，自然也就是一病用多方。证素辨证的数字化原理要求解决临床辨证的准确性和规范性，确保临床治疗的疗效结果。

证素辨证在继承与创新的基础上科学地发展了中医辨证论治体系，更加准确地揭示了中医辨证的普遍规律，提高了辨证论治的临床疗效，而证素辨证的应用推广集中体现了数字中医药的理论基础和实践成果。当然，要全面实现中医药数字化表达，不是一项简单的工程，证素辨证也只是实现了中医辨证论治数字化建设的第一步，但这足以证明数字中医药研究的科学性和可信性。中医学作为生命科学的理论和实践，主要是对人体生命活动的变化规律的认识和把握，关键取决于对人体生命体征和证候表现等大量信息的采集、存储和使用。数字中医药研究工程正是用计算机技术采集与处理、解读与表达、规范与使用这些数字化中医药信息。数字中医药是多学科交叉的产物，是传统中医药学研究人体复杂巨系统的方法、思路的数字化重现，它的研究与建立必将对系统科学、信息科学的发展作出巨大贡献。开展数字中医药研究需要有一个能支持多学科人员长期深入合作的平台，因此，我们创建了"数字中医药协同创新中心"，以中医药数字化技术、中医诊断数字化应用、中药标准数字化、中医肝病临床数字化研究示范等为工作方向，以中医药规范化、标准化建设为主要研究目标，加快促进中医药现代化和市场化进程，提高中医药社会认同的普遍性和广泛性。

三、计量诊断

在中医辨证精细化、规范化的基础上，对其进行计量判别，有助于临床诊疗实现量化、标准化、智能化，这对病证诊断、预后判断、疗效判定以及科学研究具有十分重要的意义。计量诊断一方面包括对症状、体征的定量，以考量症状和体征的严重程度，如心绞痛的症状计量（图1-3）；另一方面体现在辨证上，不同的症状、症对、症队对诊断存在贡献度差异。

在临床上，症状等病情资料有很多，每份临床资料都具有辨病及辨证的意义，同时每个症状对病、证的诊断意义，并不是"一对一"的简单关系，而是一个症状对多种病或证具有不同的诊断价值。而对诊断一个病证，单一的症，孤立地去看，其诊断意义是有限的，若将单一的症与其他相关情况做排列组合的关联分析，其诊断意义就大大增强了。以脘腹疼痛为例，横向询问脘腹疼痛紧密相关的同系统疾病的病因、症状，如大便情况、饮食口味等，具体内容如下：腹痛并见里急后重，提示痢疾；腹痛并见泻后痛减，提示肝郁乘脾证；腹痛并见呃逆，病位在胃；腹痛伴便溏矢气，病位在肠；腹痛隐隐、食欲不振，病位在脾；腹痛厌油腻，病位涉及肝胆。由于疾病的病理常涉及许多环节，形如病态链（有时甚至是环形或网络状的），各病理环节间的关联程度不同，可导致各症状在部位、性质、时间等方面的联系方式不一样，两两关系密切的症状称为症对，反映同一病位或病性的具有内在联系的一组症状、体征称为症队。症队是为了揭示症状间的复杂关系而提出来的，在计算其诊病辨证贡献度时，应注意组合元素之间是叠加关系（1+1＝2）、增益关系（1+1>2），还是减损关系（1+1<2），而不应统一评定为"1+1＝2"的叠加模式。

四、主诉诊疗路径

实现中医诊疗的路径化、智能化是数字中医药研究的最终目的，我们已初步开展中医诊疗路径的探讨，创建了基于主诉的中医诊疗路径。该路径思路清晰，主线明确，贴近临床，简明易行。该路径由纵向挖掘主诉、横向挖掘主诉、辨别证素、明确病证诊断、确定治法及处方用药五步组成，涉及收集临床资料、证型思辨和处方开具等环节的实际操作与应用，环环紧扣，被称为中医临床诊治的"常规路径"或"完整路径"。然而临证中还可以看到这样的情况，某些经验丰富的老中医，通过询问患者某关键症状，或仅通过察言观色得到某些关键体征，即可直接开具处方，这种诊疗路径省去了繁杂的纵、横向挖掘，甚至跳过了证型思辨的过程，称为"简捷路径"。

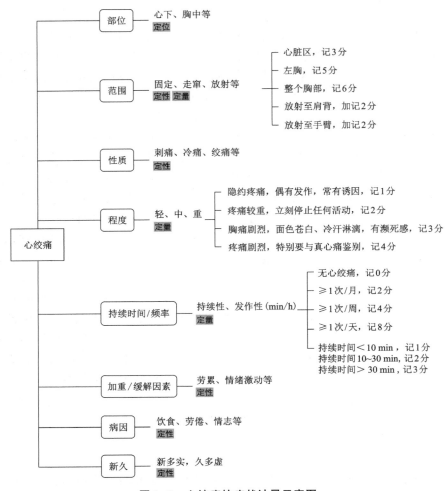

图1-3 心绞痛的症状计量示意图

（一）完整路径

下面以"脘腹疼痛"这个主症为例，揭示中医主诉诊疗完整路径。

第一步：纵向挖掘主诉。围绕脘腹疼痛询问疼痛的具体部位、性质、程度、诱发因素、时间长短、频率、持续状态、疼痛加重或缓解方式等，对脘腹疼痛的特征进行深入细致的刻画和描述。

第二步：横向挖掘主诉。四诊合参，并以十问歌为线索，询问与脘腹疼痛紧密相关的同系统的症状，如是否过食生冷、大便情况、饮食口味，以及全身伴随症状，如肢冷不温等；此外，结合望诊、舌诊、闻诊、脉诊、按诊等方法，鉴别容易混淆的症状，为病证诊断鉴别诊断提供依据。

第三步：辨别证素。根据前两步获取的信息，初步判定病位、病性证素。如依据脘腹疼痛、呕吐症状，确定病位在胃；依据胃脘痛由前一晚过食生冷引起，腹部疼痛为冷痛，痛势暴急，遇寒加剧，得温则减，口淡不渴，腹泻清稀，或腹胀便秘，面白或青，肢冷不温，舌苔白润，脉弦或沉紧，确定病性属寒。

第四步：明确病证诊断。根据以上步骤确定病证，如胃脘痛——寒滞胃肠证。

第五步：确定治法及处方用药。根据病证确定治法、方药，如温中散寒，理气止痛，用良附丸合厚朴温中汤加减。

该诊疗路径可总结为歌诀：抓住主症问深全，相关症状紧相连，求因辨性定病位，十问歌诀亦可参，若求辨证无遗憾，问望闻切需相兼。

（二）简捷路径

简捷路径是在丰富的临床实践中总结经验的路径。近年来提出的《伤寒论》中的方证对应，就是简捷路径的一种体现，张仲景通过大量的临床实践，为后人总结出疗效较佳的经典方剂，并以"××者，××方主之"的方式告知后人，看到某方面证候，即可用某方剂，如"太阳中风，阳浮而阴弱，阳浮者，热自发，阴弱者，汗自出，啬啬恶寒，淅淅恶风，翕翕发热，鼻鸣干呕者，桂枝汤主之。""伤寒五六日，中风，往来寒热，胸胁苦满，嘿嘿不欲饮食，心烦喜呕，或胸中烦而不呕，或渴，或腹中痛，或胁下痞硬，或心下悸、小便不利，或不渴、身有微热，或咳者，小柴胡汤主之。"简捷路径省去了其中辨证的过程，简单明了，且疗效确切，后人通过背诵条文，即可复制这一路径。

还有一些特殊的方药但见一证便是，以下列举几项：①小柴胡汤的"伤寒中风，有柴胡证，但见一证便是，不必悉具"，只要见到往来寒热，胸胁苦满，干呕不能食，口苦咽干中的一项即可用小柴胡汤；②痛泻，只要见到泻必腹痛，泻后痛缓的典型痛泻证候，即可使用痛泻要方；③五更泻，只要见到每于黎明泄泻、大便稀薄，即可用四神丸；④只要见到心动悸、脉结代，即可用炙甘草汤；⑤只要见到潮热、颧红、盗汗，即可用青蒿鳖甲汤。这样的简便疗法还有很多，民间的单方、验方亦是如此，还有赖于常年的临证积累，有的老中医对望诊、切诊关注较多，甚至可以做到望而知之、切而知之。

综上所述，无论是完整路径还是简捷路径，基于主诉的中医临床诊疗路径可为中医的精准诊断、智能化诊断提供良好的路径基础。

第二章

中医药数字化技术基础研究

数字中医药协同创新中心于 2012 年 9 月由湖南中医药大学牵头，依托该校国家重点学科中医诊断学这一平台，以中国中医科学院、湖南大学、汉森制药股份有限公司 3 家单位为核心组建而成。

该中心以符合中医行业重大学科前沿和中国卫生事业发展的重大需求为发展方向，整合优势资源，建设目标明确、定位合理、重点任务把握准确、思路清晰、可行性强的知识体系，以严谨、细致的工作理念进行科研创新、学科建设以及人才培养。

多年来，该中心以中医医疗与临床科研信息共享系统为基础，充分发挥高校教育交叉学科复合型人才的优势，研究数字化中医临床诊疗核心知识体系、工作流程及知识流的模型构建，同时在科研创新、学科建设、人才培养、国内外合作交流等方面取得了一定的研究成果，积极地完善和推动了协同创新中心的发展。

第一节　中医多源知识图谱研究及应用

一、基于多源数据库的中医药知识图谱研究与构建

基于多源数据库的中医药知识图谱的构建过程如下。

（一）语料库构建

从多种数据源获取相关的中医药领域知识，例如中医知识服务平台知识库、中国知网中医药系列知识服务平台知识库、各类中医书籍、中医百科、39 健康网、百度百科以及其他中医药领域的垂直站点数据。通过设计爬虫算

法以及特征模板爬取相关内容并进一步清洗筛选，构建一个文本纯度较高的中医药领域语料库。

（二）中医药领域本体框架构建

中医药领域本体框架主要包含疾病、症状、药材、方剂、身体部位、临床科室等类型的概念、概念层次，各概念下的属性、属性类型，各类别之间的关系，以及关系的定义域与值域。

（三）命名实体识别

课题使用 embedding-BiLSTM-CRF 神经网络模型并结合特征模板对结构化、半结构化以及非结构化数据进行命名实体识别，抽取包括疾病、症状在内的六类实体。

（四）实体关系抽取

利用特征模板抽取结构化程度较高的数据源中的属性关系和语义关系。通过结合本体、特征词以及命名实体识别，对非结构化文本中的实体语义关系进行抽取，进一步补充完善实体之间的关系。

（五）知识融合

通过词向量、余弦相似度以及实体的属性关系来对比实体之间的相似程度进行判断，相似度数值超过阈值的执行实体融合，优先选择国家标准委员会指定的标准化术语以及可信度较高的数据来源，如中国知网、中医科学院相关知识库等。

（六）知识存储及展示

将 Neo4j 作为知识存储的媒介，并将 Echarts.js 作为可视化组件，进而实现图谱可视化。

（七）中医药信息平台搭建和接口封装

在构建好的中医药知识图谱的基础上，设计了一个基于模型-视图-控制器（model-view-controller，MVC）模式的中医药信息平台。用户可以通过该平台进行知识检索。除此之外，我们还封装了多个接口以供用户使用。用户可以利用这些接口进一步扩展知识图谱，进行中医药领域的命名实体识别、数据检索等操作。

1. 本体框架构建与命名实体识别

本体框架构建是整个知识图谱构建的第一步，本体构建的好坏直接影响知识体系结构的质量。实体识别是知识从概念到实体的第一步。实体识别技术多种多样，针对中医药领域知识的相关特征，本章分析了当下较为流行的实体识别方法的优缺点，并选取 embedding-BiLSTM-CRF 模型作为实体识别的解决方案。

（1）中医药领域知识采集

中医药知识的获取渠道非常丰富，特别是随着互联网的普及，有许多专业机构部门、科研单位、中医药网站运营者都将大量的中医药学相关资料上传至互联网。网络中大量的中医药信息是我们构建语料库的重要来源。通过甄别不同的中医药垂直站点的内容，我们选定了中医药服务平台、39 健康网、古方中医等中医药领域的垂直站点作为信息来源。

使用 selenium 框架针对不同网站的网页设计爬虫算法，并用 beautiful soup 框架对获取到的网页进行解析。通过对网页中的特定元素进行分析找到所需的 DOM 树节点并获取相应信息，根据所设计的模板格式将解析得到的信息转化在指定格式的文本之中。除了网站资源，我们还可以从专业部门、科研机构发布的资料与数据中获取已经标准化的具有较高权威性的中医药资源，例如《中华人民共和国中医药行业标准》、中国知网中医药系列服务平台知识库等。除此之外，流传百年的中医药学书籍与现代中医药学教学材料都是中医药知识的重要来源。将获取到的文本资源，经过一系列的预处理，例如去除一些特殊字符，进行繁简字体转化等。最终采集到了文本纯度较高的 1.3 G 大小的文本资源用以支持知识获取工作。

（2）本体框架构建

"本体"一词即 ontology，来源于哲学，在计算机科学中它可以被用于描述概念、属性以及关系。通过构建本体集合就可以描绘某个领域中的相关概念、实体以及它们之间的关系和事件。对本体主要有两种关系，一种关系是属性关系即 data property，用于表述本体固有属性，例如，有一个本体——人，人会拥有年龄、身高、体重、性别等属性，这些便是人这个本体的属性关系，这部分关系的定义取决于该本体自身的固有特征。另一种关系便是语义关系，它可以表达出两个本体之间的关系，例如，实体小柴胡汤（类别：方剂）与感冒（类别：疾病）的关联是治疗，通过获取两个实体及它们之间的语义关系，我们便可以得知小柴胡汤可以治疗感冒的信息，这正是知识图谱最为突出的优势。

我们研究的中医药知识图谱主要依据六大实体类别，分别为疾病、症状、方剂、药材、身体部位及临床科室。通过对采集到的结构化数据进行分析，归结出每个类别中出现较为频繁的属性，例如，对疾病，常见的属性有：基本介绍、病因、多发人群、医保类型、传染性等。通过对实体类别进行相关性分析，创建本体之间的语义关系，并为语义关系指定相应的定义域与值域。为了让知识图谱实现自适应扩展，使得未在本体构建中考虑到的属性关系在知识抽取中不被丢弃，我们在数据分析归结出来的属性关系的基础上，为每个类别创建了一个顶级属性"扩展"，在本体定义之外的属性皆可继承于该属性，从而使知识内容更加完善。构建的本体框架如图 2-1 所示。

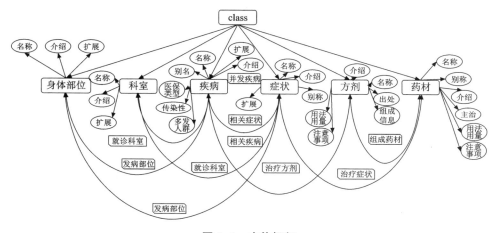

图 2-1　本体框架

（3）命名实体识别模型构建

1）BiLSTM 模型：BiLSTM 模型在序列标注类型的任务上，依靠神经网络强大的非线性拟合能力以及能够长远地考虑上下文信息等优势可以获得相当不错的效果。在许多领域中，BiLSTM 模型性能已经可以获得与当前传统机器学习方法相当的性能。正是由于可以尽可能地避免特征工程对模型影响的特点，神经网络正在越来越多地加入到自然语言处理任务之中。

BiLSTM 输出结果是输入序列对映射到每个标签的可能性，并且取概率值最高的作为预测标签，但 BiLSTM 无法对某些约束进行建模，这是影响 BiLSTM 模型性能的一大因素。

2）embedding-BiLSTM-CRF 模型：目前最为流行的 3 种序列标注方法为 Word2Vec、CRF 模型和 BiLSTM 模型，这 3 种方法都有其显著的优势，但其缺陷也较为明显，为了让这 3 种方法优势互补，我们融合上面 3 种方法，将 embedding-BiLSTM-CRF 模型引入中医药文本序列标注任务中来。在传统的 CRF 中，输入的词的向量形式一般是 one-hot，而 one-hot 的输入形式丢失了很多词语的语义信息。而在 embedding-BiLSTM-CRF 模型中，通过提前训练好的词向量获取词汇中的语义信息，将词向量作为 BiLSTM 网络的输入形式，借助 BiLSTM 的非线性拟合能力以及对过去和未来特征的有效利用度，计算得到每个词映射到标签的发射概率值，并将词的标签发射概率矩阵值作为 CRF 的输入词。CRF 计算所有可能路径的得分以及所有路径的总得分，训练目的就是使真正路径的得分在所有路径中最高，损失函数公式为：

$$Loss = Prealpath / (P_1 + P_2 + \cdots + P_n) \ ①$$

根据计算得到的损失值进行反向传播训练，修改 BiLSTM 中各神经元的参数。embedding-BiLSTM-CRF 模型结合了词向量的语义信息、BiLSTM 网络对特征工程的低依赖、非线性拟合能力以及能够考虑长远的上下文信息等优势，又通过 CRF 的标签转移矩阵学习输入序列的约束规则并寻找全局最优解，解决了 BiLSTM 模型无法对文本序列约束建模的问题，提高了模型的性能。

操作步骤：先将语料库中的文本资源进行停用词去除的处理，除去一些标号、英文字母、数字、标点符号等非汉字字符，然后在字与字之间利用空格隔离，并且将语料切分成指定大小的文本，使用 gensim 中的 word2vec 进行字向量训练。由于 CBOW 在数据量较大的情况下具有更好的效果，所以我们使用 CBOW 模型进行训练，最终训练得到 5 974 个字向量。

搭建的模型共有 5 层，分别为 input 层、look up 层、BiLSTM 层、CRF 层及 output 层，结构如图 2-2 所示。input 层：将输入的文字序列转化为对应的 ID 并进行 padding 处理，然后将得到的 ID 序列张量传输至 look up 层。look up 层：通过 ID 寻找对应字向量，构建一个量，传输至 BiLSTM 层。BiLSTM 层：分别使用 xavier 方法，和 zeros 方法初始化 weights 和 biases，对输入数据进行训练，输出一个包含字映射至各标签的发射概率值的三维张量。此外，还需要进行 dropout 处理以防止过拟合。CRF 层：接收 BiLSTM 层传输来的张量，构建损失函数计算损失值。在反向传播训练中选择 Adam 优化器对模型参数进行优化，从而最小化损失函数的计算值。为了防止梯度爆炸情况的发生，在进行优化时需要梯度裁剪操作。

对疾病、症状、方剂、药材 4 种类别的中医药领域文本进行人工标注，标注 6 万余句的样本数据，其中训练样本 5 万余句，测试样本 1 万余句。使用 accuracy、precision、recall 和 F1 4 个指标评估训练模型的性能，验证结果如图 2-3 所示。可以看出，各类指标是比较理想的，总体识别的 F1 达到了 90.86%。

---

① 式中 LOSS 为损失值，Prealpath 为标准答案路径的分值，$P_1+P_2+\cdots+P_n$ 为所有路径的分值之和。

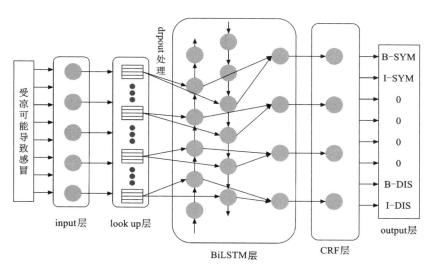

图 2-2　模型结构

样本内容：中医药诊疗医案、中医药术语
解析相关书籍
标注方式：BIO 标注法
实体类别：DIS、SYM、HER、PER
训练样本：5 万余句
测试样本：1 万余句
标注实体总数：20 万

总体评估指标			
accuracy	precision	recall	F1
98.53%	89.33%	91.19%	90.86%
分类评估指标			
类别	precision	recall	F1
疾病	91.34%	89.75%	90.54%
药材	89.49%	91.37%	90.42%
方剂	87.78%	85.20%	86.45%
症状	89.57%	93.47%	91.48%

图 2-3　验证结果

2. 关系抽取与知识融合

关系抽取包含属性关系抽取和语义关系抽取两个部分。数据特征对关系抽取的实现有着很大的影响，特别是在中医药领域内，往往会有特征词揭示两个实体之间的关系。知识融合需要通过对比实体之间的相似程度来判断实体在知识空间中的分布情况。

（1）属性关系抽取

属性关系抽取主要从中国知网中医药系列服务平台知识库、39 健康网、中医百科、百度百科信息盒、《中医症状鉴别诊断学》等结构化、半结构化数据中抽取实体属性关系。通过本体对结构化与半结构化文本资源进行关键字段匹配，抽取本体中定义的属性关系。除了已定义的属性关系之外，这些数据还包含许多未在本体中定义的属性，其中蕴含了丰富的中医药知识，为了构建知识体系完善的知识图谱，我们不能将这些知识直接简单地过滤。通过对各数据来源进行分析，寻找属性关系在这些数据中出现的特点并制定相应的特征模板，抽取未在本体中定义的属性关系。"阿魏"的属性关系抽取过程如图2-4所示。

中文学名	阿魏	属	阿魏属
别称	熏渠、哈昔泥	种	阿魏
界	植物界	分布区域	生于戈壁滩及荒山上，分布于新疆
门	被子植物门	采收时间	春末夏初盛花期至初果期采收
纲	双子叶植物纲	用量	1~1.5 g
目	伞形目	毒性	无毒
科	伞形科	贮藏	密闭，置阴凉干燥处

实体	属性关系	属性值
阿魏	名称	阿魏
阿魏	别称	熏渠、哈昔泥
阿魏	界（subProperty:扩展）	植物界
阿魏	门（subProperty:扩展）	被子植物门
阿魏	纲（subProperty:扩展）	双子叶植物纲
阿魏	目（subProperty:扩展）	伞形目
阿魏	科（subProperty:扩展）	伞形科
阿魏	属（subProperty:扩展）	阿魏属
阿魏	种（subProperty:扩展）	阿魏
阿魏	分布区域（subProperty:扩展）	生于戈壁滩及荒山上，分布于新疆
阿魏	采收时间（subProperty:扩展）	春末夏初盛花期至初果期采收
阿魏	用量	1～1.5 g
阿魏	毒性（subProperty:扩展）	无毒
阿魏	贮藏（subProperty:扩展）	密闭，置阴凉干燥处

图2-4 "阿魏"属性关系抽取过程

　　根据本体及特征模板，我们可以从图2-4中获取"名称""别称""界""门""纲"等14条属性关系，并以三元组的形式描述，如图2-5所示。让未在本体中未定义属性关系继承本体中的"扩展"属性，并对这些属性进行统计，当达到一定阈值时返回该属性关系，由人工审核是否需要将该属性关系添加至本体中，从而不断完善本体的构建工作，进一步提升属性关系抽取的效率与准确性。

（2）语义关系抽取

语义表示是知识图谱最重要的特点，因此，语义关系抽取是构建知识图谱的重要步骤之一，而语义关系抽取往往与被用于抽取的数据有着很大的关联性。我们通过对用于知识抽取的相关数据进行统计分析，发现文本数据中段落与段落之间存在着较为明显的"模块化"特征，即每段文本中描述的内容与其前后段落的关联性不大，每个段落描述的事物相对独立。除此之外，数据中描述某些实体关系时会有一些较常出现的词语，如描述方剂时会出现"组成""包含"等词语，后面常常跟随着与其有关联的药材术语。通过以上特点我们可以将数据切分成不同的文本，每个文本只描述与某个特定实体相关的信息。例如，将《中医字典》中单独描述某个名词的内容通过目录中的小节将整个文本分成多个文本。如图 2-5 所示，将数据切分为分别描述"热气""热迫大肠""乳痈"的 3 个文本，并在此基础上进一步总结得到不同来源数据中对某类关系进行描述的特征词，继而以命名实体识别模型对文本内容进行实体识别，通过特征词及本体中的关系定义来抽取识别文本描述的实体之间的关系。

以"乳痈"为例。对描述"乳痈"实体的文本进行实体识别，可以得到实体妒乳（类别：疾病）、乳毒（类别：疾病），因为在图 2-5 的句子中包含特征词"又名"，所以可以判断乳痈与妒乳、乳毒指向同一实体。实体识别得到焮红痛加（类别：症状），该句中未出现特征词，则根据本体中定义的语义关系抽取三元组（"乳痈"相关症状：焮红痛加）。将抽取到的三元组经过去重处理，以表格的形式存储，经过人工审核对错误关系进行删除，并增加一定量的未抽取关系。由于对文本数据进行了一些预处理，并且制定了较好的特征词，我们的语义关系抽取效果较好，但是对距离相隔较远的实体之间的关系抽取还存在不足。这种情况比较容易发生在方剂与药材两类实体之间。中医讲究辨证论治，对某种疾病，症状或者症状表现程度不同，会使得治疗方案不同，进而方剂就可能出现药材上的增减。这就有可能使得两个实体距离较远，并且中间夹杂着其他不同类型的实体，这种情况给语义关系抽取带来了一些挑战。

（3）知识融合

中医药学历经千年沉淀，所以中医药相关的知识描述，特别是术语表达偏向文言文。与现代汉语主要为双音节词不同的是，古代汉语为单音节词，一个音节（即一个字）就可组成词，单音节词中的一个字就能表达一个完整的含义，这就使得古代汉语中的单字能表示的语义往往比现代汉语中的单字表示的语义更加丰富。根据中医药术语表述特征，结合 word embedding 与软余弦相似度，我们可以实现术语相似度的判断。需要注意的是，用于计算术语相似度的字向量需要能够表达该字在中医药领域中的语义信息。因此，数字中医药协同创新

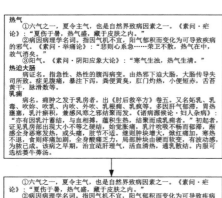

热气
①六气之一，夏令主气，也是自然界致病因素之一。《素问·疟论》："夏伤于暑，热气盛，藏于皮肤之内。"
②病因病理学名词。指因气机不宣，阳气郁积而变化为可导致疾病的邪气。《素问·举痛论》："悲则心系急……荣卫不散，热气在中，故气消矣。"
③阳气。《素问·阴阳应象大论》："寒气生浊，热气生清。"
热迫大肠
病证名。指急性、热性的腹泻病变。由热邪下迫大肠，大肠传导失司所致。症见腹痛，暴注下泻，粪便黄臭，肛门灼热，小便短赤，舌苔黄干，脉滑数等。
乳痈
病名。痈肿之发于乳房者。出《肘后救卒方》卷五。又名妬乳、乳毒、吹妬、吹乳、内吹、外吹、乳根痈、乳疯等。多因肝气郁滞，胃热壅塞，乳汁瘀积，兼感风寒之邪结聚而发。《诸病源候论·妇人杂病》："亦有因乳汁蓄结，与血相搏，蕴积而成乳痈者。"初起者，证见乳房即出现大小不等之硬结，始觉胀痛，乳汁吮吸不畅而郁滞，渐感全身恶寒发热，或头痛，肢节不适。继则肿块增大，焮红痛加，寒热不退，食则疼痛加剧，全身酸痛乏力，局部肿块由硬而软变，有波动感，为脓已成。该病之早期，治宜疏肝理气，活血清热，通乳散结。内服可选栝蒌牛蒡汤。

①六气之一，夏令主气，也是自然界致病因素之一。《素问·疟论》："夏伤于暑，热气盛，藏于皮肤之内。"
②病因病理学名词。指因气机不宣，阳气郁积而变化为可导致疾病的邪气。《素问·举痛论》："悲则心系急……荣卫不散，热气在中，故气消矣。"
③阳气。《素问·阴阳应象大论》："寒气生浊，热气生清。"

病证名。指急性、热性的腹泻病变。由热邪下迫大肠，大肠传导失司所致。症见腹痛，暴注下泻，粪便黄臭，肛门灼热，小便短赤，舌苔黄干，脉滑数等。

病名。痈肿之发于乳房者。出《肘后救卒方》卷五。又名妬乳、乳毒、吹妬、吹乳、内吹、外吹、乳根痈、乳疯等。多因肝气郁滞，胃热壅塞，乳汁瘀积，兼感风寒之邪结聚而发。《诸病源候论·妇人杂病》："亦有因乳汁蓄结，与血相搏，蕴积而成乳痈者。"初起者，证见乳房即出现大小不等之硬结，始觉胀痛，乳汁吮吸不畅而郁滞，渐感全身恶寒发热，或头痛，肢节不适。继则肿块增大，焮红痛加，寒热不退，食则疼痛加剧，全身酸痛乏力，局部肿块由硬而软变，有波动感，为脓已成。该病之早期，治宜疏肝理气，活血清热，通乳散结。内服可选栝蒌牛蒡汤。

实体1	语义关系	实体2
乳痈	相关症状	恶寒发热
乳痈	治疗方剂	栝蒌牛蒡汤
乳痈	治疗方剂	如意金黄散
栝蒌牛蒡汤	组成药材	牛蒡子
栝蒌牛蒡汤	组成药材	山栀

图 2-5　"热气"语义关系抽取

中心专门选取古代中医图书尤其是医案类、术语描述类图书作为语料训练字向量，从而获得古汉语中中医药领域相关字的语义特征。对软余弦相似度进行修改，每个字（特征）只取 10 个与其相似度最高的字映射到向量中，每个位置上的值为这两个字的相似度值。若向量某一位置被多次映射，则取最大的相似度值作为该位置上的值，对两个向量求取余弦相似度。获取术语向量的算法如下。

```
//获取术语向量，term 为传入的术语字串，word_id 记录字与其编号的字典
get_term_vector(term, word_id)：
    初始化长度为 len(word_id)的列表 vector_list
    对字串中每个字 word：
        获取十个与 word 相似度最高字与值存于字典 similar_word_dict
        遍历 similar_word_dict 所有的键值对 k，v：
            vector_list[word_id[k]] = max(vector_list[word_id[k]], v)
    返回 vector_list
```

若两个实体指向的是同一实体，那么这两个实体所拥有的属性关系和语义关系也会高度相似。因此，我们可以对比两个实体的关系，根据实体表征能

力，为不同的关系设置对应的权重。例如，属性关系中的"别称"表征实体的能力就较强，若两个实体有相同的"别称"属性值，那么就可以认定二者是同一个实体。将术语相似度计算值与实体关系对比数值综合考虑，达到阈值就认定两个实体指向相同实体，然后对两个实体进行知识融合，互相补充对方实体没有的信息，对两者都有的信息，优先保留数据来源为国家部门、专业科研单位等具有较高权威性的组织机构，然后将两个实体融合成为一个实体。经过实体识别及关系抽取，最终抽取得到实体 4 576 个，三元组 54 363 个。

（4）知识存储

知识抽取所得到的 5 万多个三元组，以实体为单位组合成结构化数据，并用文本形式存储，如图 2-6 所示。

```
名称：感冒
类型：Disease
#属性
别称：急性鼻咽炎，急性上呼吸道感染，上感，卡他性
      鼻炎，普通感冒，伤风
医保类型：非医保疾病
传染性：有传染性
传播途径：飞沫传播，空气传播
潜伏期：1～3天
潜伏期表现：鼻部症状，如打喷嚏、鼻塞、流清水样鼻涕
多发人群：所有人群，一般而言，体弱的人经常发病
#关系
就诊科室：呼吸内科
发病部位：鼻
发病部位：咽喉
相关症状：打喷嚏
相关症状：发热
相关症状：咳嗽
相关症状：怕冷
相关症状：流鼻涕
并发疾病：中耳炎
并发疾病：心肌炎
并发疾病：鼻窦炎
并发疾病：支气管炎
并发疾病：气管炎
治疗方剂：小柴胡汤
```

图 2-6　实体"感冒"的相关信息

大致步骤：为该结构化数据的解析制定特征模板，封装用于节点及关系增减改查操作的函数，编写 check_node( )、check_relation( )函数用于判断在创建节点或者关系前对数据库中是否存在该节点或者关系，进一步更新相关节点和关系，遍历所有文本资源，将所有实体关系导入图数据库。

3.知识图谱构建

选取 Neo4j 作为知识存储媒介。Neo4j 是一个基于 Neo 技术，使用 Java 语言开发的图数据库。与常见的关系型数据库不同的是，Neo4j 将结构化数据以图的形式存储而非关系表。传统的关系型数据库是以实体建模这一基础理念设计的，该设计理念对实体间的关系的支持并不友好，用户常常需要创建许多关联表来维护数据之间的关联关系。这就使得数据库需要通过关联表间接维护实体间的关系，但是却不存储任何其他信息，从而导致数据库的执行效率低下，而用户往往也需要进行一系列非常复杂的表结构的设计。而对图数据库，我们只需表明两个实体之间存在着不同的关系即可，同时图数据库中的关系还支持定义属性，通过属性来丰富关系的含义。Neo4j 存储了原生的图数据，可以通过图的自然伸展特性来设计免索引邻近节点遍历的查询算法。从某节点开始，根据与其相连接的关系便可以快速找到相邻节点，这样的查询方法只需查找有限的局部数据，并且不受数据量大小的影响，所以 Neo4j 比 RDF 文档、关系型数据库有着更高的查询效率。因此，Neo4j 非常适用于存有大量关系的具有图结构的语义网络存储。

选取 Echarts. js 作为知识图谱可视化的组件。Echarts. js 使用起来非常简单，只需载入相关 js 文件，并对相关图类型属性进行设置，就可以将数据可视化，图 2-7~图 2-10 所示是几个知识图谱示例。

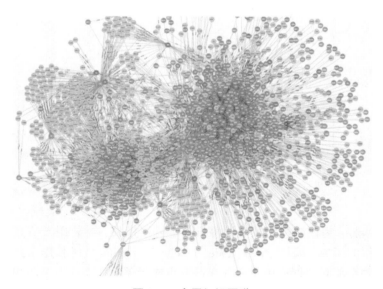

图 2-7　全局知识图谱

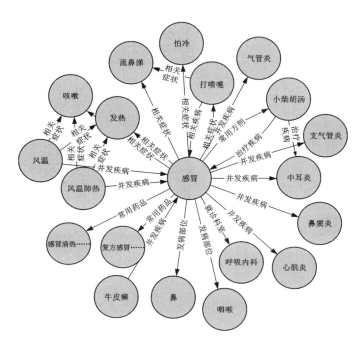

图 2-8　局部知识图谱

中医药知识图谱

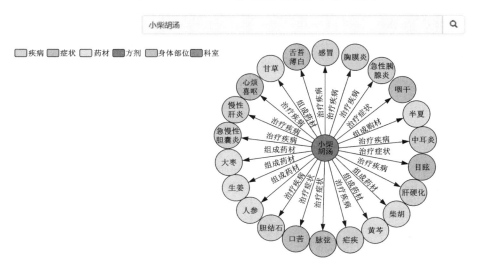

图 2-9　"小柴胡汤"知识图谱

中医药知识图谱

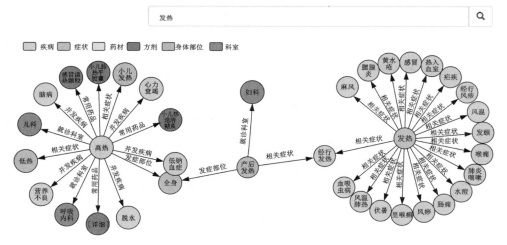

图 2-10 "发热"知识图谱

以 embedding-BiLSTM-CRF 模型为基础，搭建了用于处理命名实体识别任务的神经网络。筛选中医药领域相关语料，使预训练的字向量带有中医药领域特有的语义信息，这在一定程度上提升了模型的性能，经过多轮调参尝试后，获得了实体识别总体准确率和召回率皆在 90% 以上，F1 值接近 91% 的结果。

这使得训练所得到的模型可以较好地完成实体识别任务。结合本体、特征模板、特征词以及命名实体识别，可以抽取到质量较高的实体关系对。对数据源中绝大多数关系都可以正确提取，但是对距离较远的实体关系的抽取存在着一定的不足。在知识融合处理过程中，有效地利用了中医药领域的特性，通过结合 word embedding 与软余弦相似度，实现了术语相似度判断，再进一步结合实体的属性关系比对，使得实体对齐任务取得了一个不错的效果。这进一步规范化了图谱中的中医药知识，在融合过程中优先保证可信度较高的数据来源的数据被留下，提高了知识的可信度。经过知识融合后，共获取实体 4 576 个，三元组 5 万多个。然后将实体及关系导入 Neo4j 数据库中，知识图谱构建完成。我们不仅构建了知识图谱，还开放了命名实体识别、图谱信息获取等接口，使得他人可以在我们所构建的知识图谱的基础上进一步开发智能应用。

二、基于知识图谱的中医药服务平台研究与设计

研究与实现的中医药服务平台以知识图谱为语义支持，以自动问答—诊疗系统为表现形式，主要包含中医药领域相关的快速咨询模块及自助问诊模块。快速咨询模块依据中医领域表述特征制定模板，基于句模匹配技术完成对问题的语义解析并在结合语义消歧情况下提取问题语义特征，完善半结构化语义信息项；自助问诊模块则通过字典匹配、分词及词性标注、字词同义转换以及基于词向量的软余弦相似度计算等分层结构提取问诊症状，利用基于知识图谱症状实体权重所计算的疾病确诊系数来判定反馈确诊及治疗信息。语义解析部分所提取的语义信息项将统一转换为结构化查询语句，检索知识图谱后，组织并整合答案进行前端反馈。最终，中医药服务平台能够针对求知型问题反馈满足其检索含义的解答，并根据描述型问题所包含症状推理、确诊疾病。

（一）基于句模匹配的"中医药"问句语义解析

基于自动问答的知识服务平台的核心在于用户输入问题的语义理解。一般而言，受限领域的问题结构能够根据领域特征被清晰划分类别，且提问设计范围也仅限于领域知识。同时，知识图谱中往往是结构化知识，需要系统从自然语言中提取语义关键字段并映射到知识图谱中开展查询。因此，基于自定义模板的句模匹配技术结合特征提取能够在受限领域问答服务平台取得较为简易的语义解析过程及良好的解答效果。

1.基于知识图谱的问答系统

基于知识图谱的问答系统（knowledge base question answering，KBQA）的主流构建方法大致分为3类。

（1）基于语义解析（semantic parsing）

这种方法从语言学角度出发，旨在将自然语言转化为规则化的逻辑形式（logical form），通过自底向上对其进行解析，从而得到能够表达问句语义的逻辑形式。最后将语义信息表达转换为查询语言检索知识图谱并获取答案。

（2）基于信息抽取（information extraction）

该方法结合问句特征信息与知识库 语义支持获取候选答案，再从其中筛选出最适配答案。将问题中识别出的实体作为知识图谱子图的中心节点，其对应关系及实体作为候选答案，接着基于规则对问题进行信息 抽取构建特征向量，利用分类器从候选答案中选取适配答案。

（3）基于向量建模（vector modeling）

该方法将需解析问题与知识图谱中的实体关系都分别映射到向量空间，并同时对每对向量表征进行自动训练，最终取问答对在向量空间中距离得分最高者作为该问题的最适配答案。

前两种方法相较于第三种需要在制定规则与特征提取上花费更多人工成本，但能够最大限度地满足语义解析的正确度，从而取得较高的精准率。我们所设计实现的知识服务平台融合了前两种方法的思想，并简化其实现，最终针对事实型问题采用基于句模匹配与特征提取相结合的方法。

2. 基于句模匹配与特征提取的中医药问题语义解析

我们所实现的服务平台面向中医药领域，有所涉及实体/关系类型较少、问题句法结构较单一的特点。对此，在进行问题语义解析时可以采用最简化的方式，在进行句模匹配及特征提取前，需要自定义构建句法结构模板库及特征库。句法结构模板最大限度地满足同一类型问题的不同表达形式，包括语义代表部分、语义扩充部分及语义停用部分。特征库则存储实体名、属性名及关系名特征以提供特征提取参考。语义解析时，将问题与句法结构模板匹配，成功者进行特征提取，并将特征填入特征模板形成该问题的语义信息，语义信息可转化为查询语言直接对知识图谱进行检索。

基于句模匹配与特征提取的方法极大简化了问题的句法和语义分析，其扩展性不强的劣势亦不会在受限领域问答系统中体现。虽然该方法需要花费一定的人工成本进行繁杂问句特点的归纳以及句法模板的制定，并且模板的质量将直接影响系统对问题的理解，但它能使语义解析模块独立于知识图谱实体关系网，且能保证大多数问题的匹配正确率。因此，一般来说，都采用基于人工创建规则库的方法。

（1）模板设计及构建

针对模板设计部分，爬取了各大垂直站点及开放领域问答平台中医标签下用户提出的真实问题。结合知识图谱中实体、属性和关系三大元素可将知识需求划分为4种类型。

①针对实体本身进行询问。

②针对实体的属性进行询问。

③针对属性间的关系进行询问。

④针对实体间的关系进行询问。

根据以上问题类型及句法结构特性筛除、归纳、推理出问题模板约25条。并且在此基础上，针对不同类型的问题模板，设计并构建了所对应的特征模板

（用于存放从问题中提取的特征，代表问题模板所对应的语义信息）和查询模板（用于检索知识图谱）。由于不同句法结构的问题可能映射到相同结构的特征，如"感冒的病因是什么"和"感冒是什么原因"能够同时映射到"感冒—病因"特征模板，且不同类型特征模板亦能映射为相同的查询语句，如"感冒—病因"和"腹痛—介绍"同是针对实体的属性进行提问。综合以上，最终形成"问题模板—（多对一）—特征模板—（多对一）—查询模板"的自定义模板体系。

问题模板划分为特征、语义代表、语义扩充及语义停用四部分。特征由"@"指代；语义代表部分由符号"（）"确定范围，这一部分表现出该模板的真实语义；语义扩充部分由'<>'指定，在语义代表部分得到完全匹配后，这一部分用于增加语言表达的灵活性和语义的伸缩空间；语义停用部分不做任何表示，在问题中的表达意味着无关紧要。前两部分都包含以"|"符号分隔的同义词，在句模匹配阶段根据实际问题表述选择相应词语。问题模板具体如下。

问题模板【问题模板】：. = @的@(是|有)?
特征模板【特征模板】##= 1E- 2A- 或 ##= 1E- 2R
查询模板【查询模板】&&= MATCH (n) WHERE n.name = 1E RETURN n.2A
【查询模板】&&= MATCH (n)- [: 2R]- (x) WHERE n.name = 1E RETURN x.name
适配问句样例【样例问句】= 人参的用法用量是什么?

除了匹配直接包含提取特征的问句的模板，另一类问题模板的设计旨在匹配不包含完整提取特征的表述更为口语化的问题。对前者，特征模板的完善完全依赖问题中的特征提取，大写字母（E 表示实体，A 表示属性、R 表示关系）代表特征类型，数字代表特征在对应问题模板中的位置顺序；而对后者，问题模板中缺失的语义信息将直接在特征模板中被补全，模板实则表现出"疾病治疗方法"的语义，并在特征模板中将填充属性名"治疗方法"及关系"治疗"。问题模板具体如下。

问题模板【问题模板】：. = 了@(怎么办)?
特征模板【特征模板】##= 1E- 2 治疗方法- 3 治疗
查询模板【查询模板】&&= MATCH (n)- [: 3R]- (x) WHERE n.name = 1E
RETURN n.2A
适配问句样例【样例问句】= 得了高血压应该怎么办?

特征模板到查询模板的转换仅是相对位置匹配替换问题。我们所基于的知识图谱以图形数据库 Neo4j 为存储媒介，它提供了包括实体节点、节点类型、节点属性及属性值、节点间关系和关系属性及属性值等在内的增删改查。Neo4j 将 Cypher(Cql) 语言作为查询语言。如列表中查询模板，"（）"中指代实体节点变量；"[ ]"指代关系变量；"MATCH"与"WHERE"搭配定位某个实体节点或关系；"RETURN"返回所需值，查询结果（非节点类型）以列表形式返回。

（2）特征词库的构建

特征词库构建内容为在特征模板中出现的所有特征类型以及它们的同义词/别名，如疾病实体类别下收录内容为《中西医病名对照》中所对应的病症名称，而属性名及关系名类别则是依据《同义词词林》进行同义词扩充。如表2-1所示，特征词库代表知识图谱中除症状实体外的所有领域实体名、属性名和关系名的范围，是判定咨询是否超纲的依据。

表2-1 特征词表

特征类型	特征表内容选段
实体类型（E）	E_disease 感冒|急性鼻咽炎、急性上呼吸道感染、上呼吸道感染、卡他性鼻炎、伤风 心悸|心气虚、心悸、怔忡、心肌病、贫血、心虚 E_medicine 柴胡|地熏、茈胡、山菜、茹草、柴草 E_prescription 银翘散|银翘粉
属性类型（A）	A_ 病因|病源、原因、缘故、原故、缘由、起因、成因、诱因、根源 介绍|描述、相关描述、说明、简介、信息、详述
关系类型（R）	R_ 症状|相关症状、表现、病症、病象、病征、迹象、显现、展现 就诊|就诊科室、科室、就诊室、看病科室、诊病科室

在特征词库中，每行第一个特征词即该特征在知识图谱中的唯一表示。当进行特征提取时，问题中所实际提取的特征都将根据特征词库转化为统一的知识图谱表示，以达到特征消歧的目的。

（3）句模匹配结合特征提取算法

基于模板匹配与特征提取的算法能够在最小化语义分析情况下令系统几乎完全正确理解用户问题输入的语义特征，并且针对较简易模板易被误匹配问题进行了优化，选取候选模板队列中与原问题相似度最高者作为最适匹配模板。具体算法如下。

Template_matching（question）#句模匹配模块算法

#输入：question 用户输入的事实性问题

#输出：return_answer 检索知识图谱获取答案/检索超纲提醒

初始化 init（模板文件）得到问题-特征模板 dict 和特征-查询模板 dict

#进入句模匹配部分

for 问题-特征模板 dict 中每个 key #即遍历每一个问题模板

if 语义包含部分 in question：

#将语义代表部分与问题进行匹配

if 语义包含部分中某个同义词 in question：

replace（同义词，整个语义包含部分）in key

#若匹配成功，则使用该部分匹配成功的词语填充

#替换问题模板整体语义代表部分

else：

该模板匹配不成功，转下一个模板

else：

该模板匹配不成功，转下一个模板

#用户输入问题未能匹配上模板的语义代表部分

#则该问题包含语义定义不与问题模板相同，此时判定该段句模匹配失去意义

if 语义扩充部分 in question：

if 语义扩充部分中某个同义词 in question：

replace（同义词，整个语义扩充部分）in key

#成功则取该部分词语填充并替代整个语义扩充部分

else：

replace（null，整个语义扩充部分）in key

#失败则将语义扩充部分整体去除

取 question 和 key 计算相似度 similarity（question，key）

#问题模板与原输入问题进行句子相似度计算

if similarity >= 候选匹配阈值：

候选模板 list.append（key）#取高于阈值者进入候选模板队列

转下一模板

#至此句模匹配部分完成

if 候选模板 list == null：

#若候选模板列表为空则代表问题未成功匹配上任何模板

return_answer 返回问句结构形式超出范围

退出算法

else：

最适问题模板 = max（sort（候选模板 list））

#依照匹配系数对列表进行排序，取最高者作为最适匹配模板

#进入特征匹配部分

根据问题-特征 dict 取出最适问题模板对应的特征模板

for 最适模板中特征数量：

查询特征模板中对应位置的特征类型 type

根据 type 导入对应特征词库路径 path

if path 路径下特征词库中某词语 word in question：

特征 symp = Exchange（word，知识图谱中的表示）

#将提取成功的特征统一转换为知识图谱表示，进行语义消歧

填充 symp 到特征模板中 type 对应位置

else：

return_answer 返回问句语义超出知识图谱范围

退出算法

#进入查询检索部分

Cql = 根据特征模板从特征-查询模板 dict 取出的查询模板

根据特征模板 type 将特征字段填入 Cql 中对应 type 的位置

#根据完善好的特征模板填充对应的查询模板，满足 Cql 语句语法规范

if "return" in Cql：

return_list.append（"return" 字段）

#保留 RETURN 字段作为答案抽取依据

调用图形数据库 driver，传入 Cql，获取答案

if 答案！= null：

根据 return_list 抽取答案反馈到前端

#从返回答案列表中以 RETURN 字段为关键字抽取所需答案，并反馈给用户

else：

return_answer 返回查询失败

退出算法

（二）词向量及词语相似度计算

在本服务平台功能设计中，基于词向量的词语相似度计算用于在特征提取部分判定候选字段组合与实际症状间的匹配程度，进一步提取相似症状。然而与语音及图像领域基于信号数据不同，文本所基于的符号数据通常难以从字面刻画其含义和联系。因此，为能够将深度学习（deep learning）理念融合进自然语言处理（natural language processing，NLP）思想中，以机器演算形式模拟人性思考过程，主流方法选择将文本映射为空间向量形式，使计算机通过数字信息理解其含义并被应用于各类深度学习技术。

本系统所提及的词向量［又称词嵌入（word embedding）］即为基于神经网络的分布表示，其将独热表示的向量维度值类型变更为浮点型，使其表示范围由离散变为实数，同时不再遵循单一维度值唯一表示词语的初衷，选择将稀疏的维度压缩、嵌入到较小维度的空间。

神经网络语言模型（neural network language model，NNLM）采用输入、隐藏及输出层神经网络架构来估算所属条件概率，即为输出端需通过语言模型进行预测的目标词分布，而词向量作为神经网络语言模型的副产品，存在于其训练流程的两个地方。首先模型以初始词向量作为输入，在输入层被存于实数矩阵中作为词在上下文时的表示。其次则存在于隐藏层与输出层之间的权重矩阵，作为词在目标词时的表示。

自然语言处理中常用的一种相似性度量即余弦相似度是指通过计算内积空间中非零向量夹角余弦值来衡量两者之间的相似度。然而传统的余弦相似性判定向量空间模型（vector space model，VSM）中的特征是彼此独立或完全不同的，例如"永远"和"永久"是意思相近而形式不同的词语，但在传统余弦形式度量中将被认定为 VSM 中不同的特征，因此被映射到不同维度，则通过余弦相似度量结果为 0，尽管它们在语义上是相关的。

为缓解上述困扰，有研究者提出了软相似性及软余弦度量等概念，为余弦相似度量增添了语义相关性。软余弦度量即为考虑特征相似性的度量，也是本系统使用的相似性度量，它考虑到 VSM 中特征的相似性，从而形成余弦度量的泛化以及软相似性概念。软余弦度量在余弦度量的基础上引入了特征之间的相似度矩阵 s，具体由该两个特征性质决定。

古代汉语的单音节字往往能表达现代汉语词语的含义，中医药术语表述也不例外。因而根据中医药数据的表述特征，本服务平台通过结合词向量及软余弦相似度量思想实现症状术语的相似度计算方法。词向量获取过程中，主要使用分词后的中医古籍作为语料，通过 Word2vec 训练连续词袋（continuous bag of words，CBOW）模型获取词向量，间接得到中医药领域词语相关性表示。在基于软余弦思想的相似性度量中，需要先根据特征相关性计算需匹配的症状的向量表示，其中便引入基于词向量的相似度矩阵，当症状字段映射到向量空间便可以利用余弦相似度对其进行计算。获取余弦相似度的算法如下。

```
Soft_cosine_similarity( symp_a，symp_b ) #计算症状相似度
#输入：symp_a 相似度计算症状 a，symp_b 症状 b
#输出：similarity 相似度计算结果
对 sympa 及 sympb 分词
#进入症状向量化部分
for each symptom：
初始化 Vec_list 症状向量表，长度基于整个词向量提取词典 vec_dict
for word in symptom：
在 vec_dict 中提取十个词 word'，拥有 min( similarity( word，word'))
#对每个词，在词向量列表中取十个最相近的词
similar_dict[word'] = similarity( word，word')
#将语义相近词及相似度存入字典
for key，value insimilar_dict.items()：
将 value 填入 key 在 Vec_list 中对应位置 pos
ifpos！= null：
if value > 原 POS 上值：
POS 值 = value
#若症状向量的某一维度值被映射多次，则保留相似度最大值
#最终获得症状映射向量 veca，vecb
#进入相似度计算部分
similarity =Cosine_similarity( veca，vecb)
#对症状向量计算余弦相似度
返回 similarity
结束算法
```

图 2-11 为余弦相似度计算结果示例。从算法结合表格可以发现，字段相近的症状彼此之间的相似性计算数值较高，而相关性不强的症状之间将不会得到很高的数值，而症状不同字序将不影响相关性判断（如在中医症状中"汗黄"与"黄汗"实则含义相同），因此改良版的余弦相似度量可以在符合中医症状表述特征的情况下提取出可能的相似症状。

症状	症状	余弦相似度	症状	症状	余弦相似度
咽喉痒	喉痒	0.7 615 933	舌苔白	舌苔薄白	0.8 788 484
面色发白	面色白	0.8 761 173	手足汗出	手脚出汗	0.7 946 907
乏力	无力	0.5 007 291	胸胀满	胸胀	0.8 516 902
烦躁易怒	心烦气躁	0.5 800 723	汗黄	黄汗	1.0 000 000

图 2-11 余弦相似度计算结果示例

（三）自助问诊症状提取

中医药服务平台除实现针对简单求知型问题的快速查询外，还提供自助问诊服务。系统接收用户描述症状的自然语言输入，分层级进行症状提取，并根据提取症状占疾病总症状比例判定返回诊断结果或进一步交互辅助诊断。本模块将依据中医症状与现代汉语表述特征设计分层症状提取架构。

1. 中医症状表述类型及信息化

中医药学走过历史长河，其领域内疾病、方剂、症状及中草药等的表述与含义亦随着社会变迁发生了或多或少的变更与同化，但其中所保留的古文献引证与哲学色彩让中医药学在当今医疗领域独树一帜。也正因如此，在信息化时代针对中医药领域与数字信息融合的研究兴趣愈加浓烈。

其中最能体现中医原创思维的是象数思维（具象、形象、抽象）在症状学上的极致应用。有学者从语法单位的角度将中医症状以语素、词、短语和句子表述来区分类型，也有学者将症状单元划分为概念词组、描述词组及派生词组3种彼此互联而内涵表述递进的类型。中医症状的表述擅长从部位、性质、程度及时间等方面刻画临床表现，导致在不同医学古文献中针对同一概念词组的派生词组数量十分庞大（如有文献统计"腹泻"有 1 864 种表述）。综上，服务平台症状提取模块的算法设计以成功解析词和短语所表述症状（概念词组及描述词组）为目的。

由于中医对症状的表述存在较模糊等问题，针对中医症状的量化、规范化及信息化研究一直无法取得突破性进展。有学者针对中医症状术语规范研究工作在症状规范化、独立化、量化分级和分类等方面进行了总结，而有关中医症状信息抽取与扩展工作亦是在现有的规范化资料基础上进行改进或扩充。由此可见，中医症状术语的规范化或许将成为对症状描述进行信息抽取的基石。我们设计的中医症状词表以《中医症状鉴别诊断学》标准化表述为依据，收录知识图谱中症状实体名及其在图谱出现过的同义表达，参考朱文锋教授所提出的"症状各自独立以正确反映病情"的观点，症状提取过程中候选字段从多至少组合匹配，保证语义更丰富的症状得以被正确提取。

2. 分层提取症状

在本模块中，算法接收用户描述病症的自然语言输入，旨在提取其中以各种形式表述的中医症状名。然而，非专业用户的表述与症状名间往往存在以下主要矛盾：中医症状表述言简意赅，而普通用户描述症状时总会因个人实际情况掺杂部分停用短语，如"时有咳嗽，肚子很痛"等，造成语义模糊或症状边界不清等情况；偏口语化表述中易混杂过于口语化的词汇，如"肚子"(腹部)、"嗓子"(咽喉)等。在许多症状信息提取研究工作中，应用隐马尔可夫模型中文分词或实体识别进行症状提取皆能取得较好的效果，但是仍存在些许不足。

①单纯依靠分词方法提取症状忽略了语境中标点(如顿号)所包含的信息，可能导致以标点分隔而含义连续的症状字段被错误识别或丢失，如"舌头发白、发干"中"舌干"症状被丢失。

②单纯依靠实体识别的症状提取思想限制了表达的灵活性，表述累赘的症状易被错误分词或标记，从而难以识别，且中医症状词汇搭配中，文字序列并不重要，中文分词对文字序列的考量将带来额外工作量。如"腹部很痛"被分词为"腹部—很—痛"，"腹痛"症状被丢失。

针对以上情况，本系统症状提取模块弥补其不足，依据口语表述与症状名间匹配特性，设计并实现了全字段匹配、分词提取、滑动窗口结合同义转换提取以及基于词向量相似度计算提取的4层症状提取结构。

3. 症状提取分层结构设计

根据自然语言症状描述的多样性，大致将症状表述分为以下3种情况。

①描述准确，边界清晰，整个字段能够与症状字典中某个症状完全匹配，如"头痛"。

②症状本身描述准确，但在整体字段中边界不清。如"时有咳嗽"。

③症状表述含糊，或掺杂停用短语，如"肚子有点痛"。

针对以上情况，将症状提取模块划分为4个层次，层次越高，其所能提取的症状在问题描述中的表达越含蓄，症状提取分层结构设计如图2-12所示。

4. 字段同义转换

本系统针对同义字段进行转换的依据是《哈工大信息检索研究室同义词词林(简称《词林》)。该《词林》是在原版《同义词词林》(由梅家驹等于1983年编撰完成)的基础上剔除罕用词和非常用词，并最终扩充为包含77 343条词语的

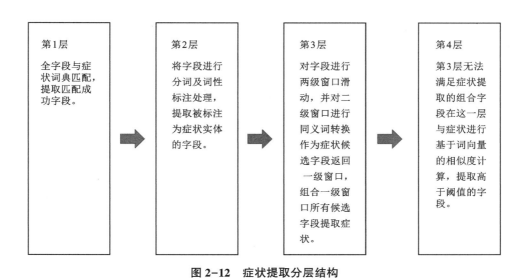

图 2-12　症状提取分层结构

汉语大词表。其构建初衷是提供较多同义词语以供创作和翻译使用，现今则更多应用于文本分类、信息检索及自动问答等研究领域。

　　字段同义转换为症状提取第 3 层中基于《词林》，对二级窗口内容进行同义转换，当转换内容匹配上症状词典的字串时，判定本次转换是否有意义，并将转换后字段作为症状的候选字段。在词语分类方面，按照树状的层次结构将词条组织起来，原版的大、中、小类 3 层向下继续细分至 5 层结构，随着级别递增词义的刻画将精确到原子词群。本模块同义转换范围控制在第 4 层以内。《词林》编码共 8 位，涉及第 5 级原子词群。词语编码格式和树状层次结构如图 2-13 所示。编码第 8 位的标记分为 3 种，"＝"代表相等或同义，"#"代表不等或同类，而"@"代表自我封闭和独立词语，它在词典中不存在同义词和相关词。

　　同义转换结合滑动窗口用以提取症状表述类型(3)中的症状，这种表达方式与症状之间又可细分为两种语义关系，即语义相似关系和语义包含关系。①语义相似关系：症状表述字段为分词后的最小词单元，将其划分为更小的分段，每段经同义转换后直接组合即能形成图谱中收录的症状实体名，如"肚子疼"经分段变为"肚子/疼"，经同义转换为"腹/痛"，转换后字段直接组合即能提取到"腹痛"症状。②语义包含关系：存在于当症状表述包含停用短语的情况，此时症状表述经过分词划分为词单元，词单元同义转换后能够经随机组合得到症状名称，如"嘴里发苦"分词结果为"嘴—里—发苦"，其中"嘴"经同义转换为"口"，"发苦"经窗口滑动提取出"苦"，两者组合即能提取到症状"口

编码性质	编码性质示例							
编码位	1	2	3	4	5	6	7	8
符号举例	D	a	1	5	B	0	2	=\#\@
符号性质	大类	中类		小类		词群		原子词群
级别	第1级	第2级		第3级		第4级		第5级

Hn12A01=剥削 盘剥 敲骨吸髓 宰客
Hn12B01=搜刮 搜括 压榨 榨取 敛财 聚敛 刮 搂 刮地皮
Hn13A01=投机 投机倒把 买空卖空
Hn13A02=浑水摸鱼 捞
Hn13B01=囤积 囤 囤积居奇
Hn13C01=走私 走漏 走私贩私
Ia01A01=天亮 发亮 拂晓 破晓 天明 亮 旭日东升
Ia01A02@斗转星移
Ia01A03=日上三竿 晴好
Ia01B01=天暗 天黑 夜幕低垂 迟暮
Ia01B02=夕阳西下 日薄西山
Ia02A01=晴 晴朗 明朗 清朗 爽朗 清明 晴和 晴空万里
Ia02A02=风和日暖 风和日丽 春光明媚
Ia02A03@云蒸霞蔚

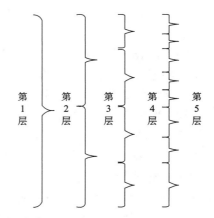

图2-13　词语编码格式与树状层次结构

苦"。结合滑动窗口及同义转换的症状提取能够同时过滤上述情形的表层含义，从而提取到所需症状。

　　滑动窗口部分：一级窗口在分词后的词单元间滑动，用以确定最有可能的候选症状在症状表述中的范围，如"今早肚子疼并且舌苔发白"分词结果为"今早|肚子疼|并且|舌苔发白"，则确定症状"腹痛"的一级窗口内容为"肚子疼"，窗口大小为1；而确定"舌苔白"症状的一级窗口内容为"舌苔—发白"，窗口大小为2。二级窗口在词单元内部滑动，用以确定进行同义转换的最小字段，如一级窗口为"舌头肥大"，当二级窗口定位至"舌头"时，同义转化为"舌"，因"肥大"不直接存在于症状词典，二级窗口将其切分为"肥"和"大"，此时"肥"

能够同义转换为"胖"，与"舌"组合可提取症状"舌胖"。

同义转换：进行同义转换前，提取《同义词词林》中以"＝"指代的同义词群，并保留对应编码。根据其树状层次结构，层次越低的词组彼此相似性越高，因此同义转换大范围设定为第 5 层间，且仅取属同一层前后相邻不超过三组的原子词群作为最终范围。因此针对某字段进行同义转换时，先在同义词典中检索与该字段属同一原子词群的词语，判定其是否符合症状候选字段要求（能够匹配症状词典中某一症状的字串），未满足则取同层前后相邻两组原子词群的词语并进行相同判定，成功则将该词语列入症状候选字段。最终同义转换的意义取决于是否找寻到症状候选字段。

5. 自助问诊流程

自助问诊模块整体流程如下。

```
Diagnose_disease(description) #自动问诊模块算法
#输入：description 症状描述语句
#输出：return_answer 确诊信息及治疗方案/追问信息/症状提取失败信息
#症状提取部分
for 标点符号列表中标点符号 punc：
  if punc in description：
  des_list = description.split( punc)
  #按照标点符号(除顿号)将症状描述划分为多个分句
  for desc indes_list：
  #针对每个分句 desc
  if desc in 症状词典：
  #分句全字段与症状词表进行匹配，判断整体是否为一个症状
  症状提取列表.append( desc)
  #将该症状列入症状提取列表
  desc_plus = seg_and_pos( desc)
  #对分句进行基于自定义症状词典的分词及词性标注
  for each word indesc_plus：
  if pos( word)＝＝"symptom"：
  症状提取列表.append( word)
  #提取被标注为症状实体的连续字段，列入症状提取列表
  对 desc_plus 进行一级窗口滑动，for each first_window：
  if term infirst_window ＝＝ 症状字串：
  #针对一级窗口内容，先判断每个词单元整体是否为症状字串
  候选症状字段.append( term)
```

#匹配上症状字串的字段列入症状候选字段

else：

对 first_window 进行二级窗口滑动，for each second_window：

if word insecond_window == 同义词词典原子词群：

if 原子词群 == 症状字串：

候选症状字段.append(原子词群)

else：

按树状结构检索相邻原子词群

候选症状字段.append(相等症状字串)

#对二级窗口内容同义转换，匹配上症状字串的字段列入症状候选字段

组合字段 in 候选症状字段，形成 candi_symp

#将一级窗口中所有候选字段组合

for eachcandi_symp：

if candi_symp == 症状：

#组合结果先与症状匹配

症状提取列表.append(candi_symp)

else：

soft_cosine(candi_symp，症状)

#失败者计算与症状间基于词向量的词语相似度

if soft_cosine > 阈值：

#高于阈值则亦选入症状提取列表

症状提取列表.append(candi_symp)

#确诊疾病部分

if 症状提取列表 == null：

return_answer 为症状提取失败信息

for symptom in 症状提取列表：

disease_list = 根据 symptom 完善 Cql 检索知识图谱中 symptom 对应疾病

#取症状提取列表中所有症状

#匹配 Cql 语句驱动图数据库服务查询其对应疾病实体作为候选疾病

symptom_list = disease_list 中疾病对应症状

#接着检索所有候选疾病的表现症状

根据症状权值表计算 disease_list 的确诊系数

if 确诊系数 > 阈值：

#达到阈值且最高者判定为确诊疾病

return_answer 为该疾病信息及治疗方案

```
else：
#若所有候选疾病的确诊系数都无法满足阈值
sort( disease_list) by 确诊系数
提取具有代表性的症状
return_answer 为分批次返回的代表症状
#按确诊系数从高到低分批次返回候选疾病的代表性症状，为用户提供辅助诊断
服务
#代表性症状指在每批次候选疾病中，能够唯一或唯二关联候选疾病的症状，削
弱每批次候选疾病的关联性
```

应用症状分级提取算法，能够通过初级字典匹配结合分词及词性标注，提取出在用户症状描述中直观显示的症状名，而窗口滑动结合同义转换能够提取描述中掺杂程度描述及同义描述的症状，基于词向量的词语相似度计算的引入不仅能排除候选字段组合成文字序列带来的多余工作，而且能进一步提取出经过同义转换与字段组合仍未匹配上症状词典的相似症状，如"嗓子痒"经同义转换为"咽喉痒"，而症状词典表示为"喉痒"，此时通过词语相似度可提取。通过该种分级提取制度能较成功地获得用户描述的显式及隐式的语义信息。

（四）自助问诊原型系统

自主问诊平台划分为 python 服务端与前端后台客户端，两者基于 http 连接进行通信并传递数据，自主问诊功能结构如图 2-14 所示，用户通过在前端网页输入事实型问句或症状描述，点击相应的咨询或诊断按键即可通过后台客户端创建线程与服务端建立连接，并调用其下对应的功能函数。功能函数包含快速咨询与自助问诊两个模块，快速咨询模块通过句模匹配与特征提取解析用户输入的简短问句，查询知识图谱后直接返回相应结果界面；自助问诊模块经症状提取与确诊判定部分决定直接返回疾病诊断信息及治疗方案，或是继续与用户交互以便获取更多的症状信息来辅助诊断。

1. 平台界面

该服务平台提供用户问题接收、直接答案反馈、交互辅助诊断等界面展示。

（1）用户问题接收界面（图 2-15）

该界面由系统提示文字、问题输入部分及功能函数选择部分组成。供用户输入简单求知型问题或症状描述，并提供功能函数接口，且两种按键分别调用不同的功能函数。

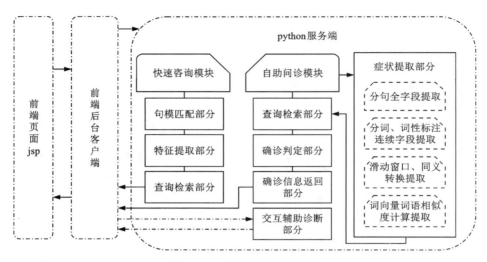

图 2-14　自主问诊功能结构

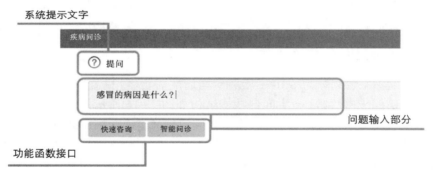

图 2-15　用户问题接收界面

（2）直接答案反馈界面（图 2-16）

该界面包括系统提示文字、返回答案、再次提问接口及相关知识图谱子图展示部分。用以展示快速咨询结果及在自助问诊阶段能够成功确诊的疾病信息和治疗方案，同时显示知识图谱中关于被询问实体的子图供用户进行知识拓展。

（3）交互辅助诊断界面（图 2-17）

该界面包含系统提示文字及候选症状列表部分，当用户选择符合自身情况的某个选项后页面延展出确诊疾病信息及治疗方案。该界面一般出现在用户描述症状难以确诊某疾病的情况，平台将每批次候选疾病的症状以按键方式反馈给用户，用户通过点击符合要求的按键与平台进行交互，辅助平台确诊疾病。

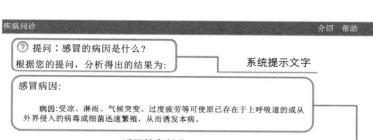

图 2-16 直接答案反馈界面

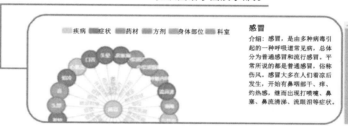

图 2-17 交互辅助诊断界面

2.平台后端实现

快速咨询模块的语义解析主要通过句模匹配及特征提取完成（图 2-18）。最终所提取的特征填入特征模板，完善半结构化语义信息项，最终根据特征模板对应序列将特征填入查询模板，转化为完整的 Cypher 查询语句，检索知识图谱。

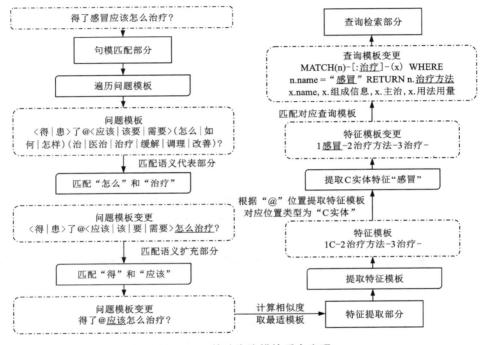

图 2-18　快速咨询模块后台实现

自助问诊模块首先通过分级提取结构将用户描述症状从显式到隐式含义逐渐转化为知识图谱中的症状表示，接着根据症状提取列表查询图谱获得候选疾病，利用症状权值字典计算疾病的确诊系数（确诊概率），选择直接确诊或向用户追问获得更多症状信息（图 2-19）。

为测评中医药服务平台语义解析及疾病诊断性能，选取各大中医垂直站点或医疗知识服务平台中医、中药材标签下（有问必答、好大夫在线、寻医问药及百度知道等）问答对 1 283 条，筛除范围超出医疗领域、表述过于口语化、检查指标咨询、处方咨询、不良反应咨询等需依靠人工才能解答的问题，保留求知型问答对 178 条，症状诊断问答对 93 条。测评结果见表 2-2。

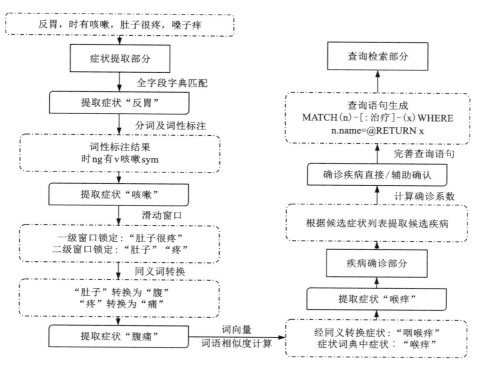

图 2-19　自助问诊模块后台实现

表 2-2　平台综合测评结果

问题类型	问题数量	症状总数	语义解析成功数	症状提取成功数	解答准确数	测评占比/%
求知型	178	—	139			78.1
描述型	93	344	—	255	58	62.4

　　其中，在求知型问题语义解析失败占比中，41%为问题模板匹配失败，其余为问题特征表述过于生僻，超出知识图谱收录范围。描述型问题的症状提取失败原因主要为症状描述不清，过于偏重主观感受（如"胃不舒服，小腿不适"），或描述字段过于零散且与症状名相差甚远（如症状"口噤"实则表示"牙关紧闭，口合不开"）。基于知识图谱的自助诊断以确诊疾病名及对应治疗方剂作为答案返回，而实际中医咨询网站中由专业医生诊断的结果往往仅限于某种

证型而非疾病本身(如"阴虚内热,脾气虚寒"),一定程度上导致诊断准确度的下降。

三、中医诊断学辨证知识图谱构建研究与实践

为了探索基于知识图谱技术的中医诊断学辨证知识图谱构建方案,依次开展了中医诊断学辨证知识梳理、辨证知识图谱结构模型构建、辨证知识命名实体获取、辨证知识关系提取、辨证知识图谱表示和辨证知识可视化等工作。

(一)中医诊断学辨证知识梳理

以《中医诊断学》(全国中医药行业高等教育"十三五"规划教材)中的辨证知识为基础开展知识梳理工作,教材中将辨证方法分为三大方法:八纲辨证、病性辨证和病位辨证。

八纲辨证可细分为表里辨证、寒热辨证、虚实辨证和阴阳辨证四种方法。

病性辨证可细分为六淫辨证、阴阳虚损辨证、气血辨证和津液辨证四种方法,其中气血辨证包括气病辨证、血病辨证和气血同病辨证三类。

病位辨证可细分为脏腑辨证、六经辨证、卫气营血辨证和三焦辨证四种方法,其中脏腑辨证包括心与小肠病辨证、肺与大肠病辨证、脾与胃病辨证、肝与胆病辨证、肾与膀胱病辨证和脏腑兼病辨证六类。

(二)辨证知识图谱结构模型构建

辨证知识图谱结构模型以本体作为知识图谱表示的概念模型和逻辑基础,是一种结构化的数据存储结构。本体结构模型(schema)构建就是对本体框架的搭建,schema是对本体结构的一种定义。本体schema构建可以分为四个部分:类别的定义、类别层次的定义、对象属性的定义和语义关系的定义。

其构建的是一个中医诊断学辨证知识图谱,根据中医诊断学教材中的辨证知识,首先定义了最基本的三个大类,即"辨证方法""证的分类"和"证"。接着进行属性的定义:"辨证方法"类包括"定义"和"英文名"属性,"证的分类"类包括"定义"和"英文名"属性;"证"类包括"别名""英文名""定义";"证候表现""证候分析"和"辨证要点"属性。由此构建的中医诊断学辨证知识图谱schema,如图2-20所示。

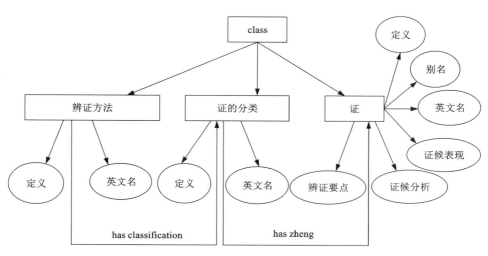

图 2-20　中医诊断学辨证知识图谱 schema

(三)辨证知识命名实体获取

辨证知识命名实体的获取，即依照本体 schema 定义的基本元素来获取相应的辨证知识命名实体。在命名实体的获取环节，本文依据的数据源以教材内容为主，将教材中辨证知识内容转化为表格数据，所获取的三类实体数据情况如表 2-3 所示。

表 2-3　三类实体数据情况

类	数据数量/条
辨证方法	15
证的分类	9
证	147

(四)辨证知识关系提取

辨证知识关系的获取，即依照知识图谱 Schema 定义的概念属性、语义关系元素来获取相应的数据和相关实体的上下位关系。在关系的获取环节，本文依据的数据源以教材内容为主。

以"证"这个大类中的一个实体——血脱证为例来说明实体属性的提取，提取的属性有：①血脱证—定义—指突然大量出血或长期反复出血，致使血液亡脱，以面色苍白、心悸、脉微或芤为主要表现的证。②血脱证—别名—脱血证。③血脱证—英文名—syndrome of blood depletion。④血脱证—证候表现—面色苍白，头晕，眼花，心悸，舌淡或枯白，脉微或芤与血虚症状共见。⑤血脱证—证候分析—大量失血以致血液突然耗失，或因长期失血，诸如呕血、咯血、便血、崩漏、外伤失血等；或血虚进一步发展，导致血液亡脱。血液亡脱，脉络空虚，不能荣润面、舌，故面色苍白，舌淡或枯白；血液亡失，心脏、清窍失养，则见心悸、头晕、眼花等症状，脉微或芤。血脱常伴随气脱、亡阳。⑥血脱证—辨证要点—有血液严重耗失的病史，面色苍白、心悸、脉微或芤等症状共见。

此外，本文在中医诊断学辨证知识图谱 schema 中定义了两种语义关系：has fen lei 和 has zheng，前者表示"包含分类"关系，后者表示"包含证"关系。

（五）辨证知识图谱表示

本文使用本体作为知识图谱的概念模型，使用本体来承载知识图谱，采用网络本体语言（web ontology language，OWL）作为描述语言，OWL 格式本体文件则根据已建立的辨证知识 schema 进行构建，使用本体编辑工具 Protégé 将数据生成 OWL 格式本体文件，具体步骤包括建立类、数据属性、对象属性、建立实体及定义关系。例如，在 Protégé 中建立的部分实体如图 2-21 所示。

1. 辨证知识可视化

在构建的中医诊断学辨证知识图谱的基础上，利用工具 Protégé 和 Graphviz 进行辨证知识可视化，以清晰明了地展示实体的属性与关系。以"证"实体"厥阴病证"为例，Protégé 中"厥阴病证"实体关系限定如图 2-22 所示，包含"厥阴病证"的语义关系（object property）与属性关系（data property），其中，语义关系是针对"厥阴病证"与其他命名实体的，利用 Protégé 将它的语义关系图形化后显示，如图 2-23 所示，图中"厥阴病证"与"syndrome"之间的实线加箭头表示"厥阴病证"的父类为"syndrome"；"厥阴病证"与"六经辨证"间的虚线加箭头表示其间存在语义关系；注释文本中则展示了"厥阴病证"的关系声明。借助 Protégé 的本体可视化功能，"厥阴病证"的语义关系可以很详细地呈现出来。

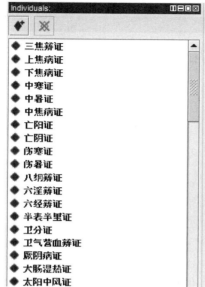

图 2-21 在 Protégé 中建立的部分实体

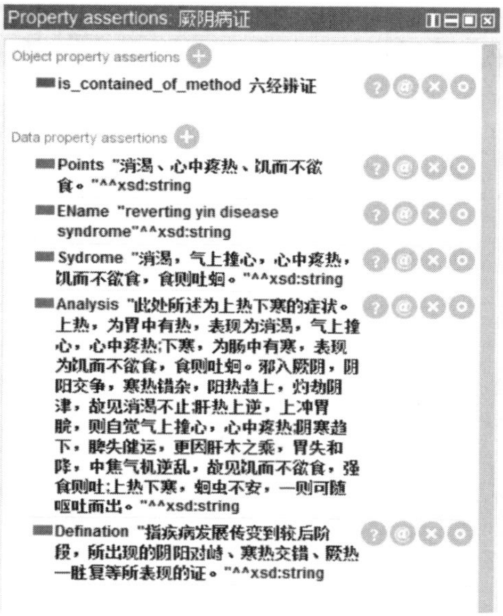

图 2-22 "厥阴病证"在 Protégé 中
建立的实体关系

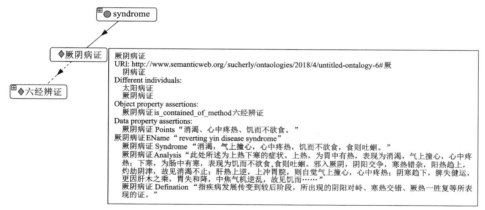

图 2-23 "厥阴病证"实体关系图

2. 中医诊断学辨证知识图谱应用

为了演示中医诊断学辨证知识图谱的应用，建立了"中医诊断学辨证知识图谱应用——知识地图"web 网页，提供了便捷的中医诊断学辨证知识浏览服务，主要功能包括辨证知识结构查看、辨证方法信息查看、证的基本信息及关系图查看。图 2-24 显示了"寒证"的知识展示页面。

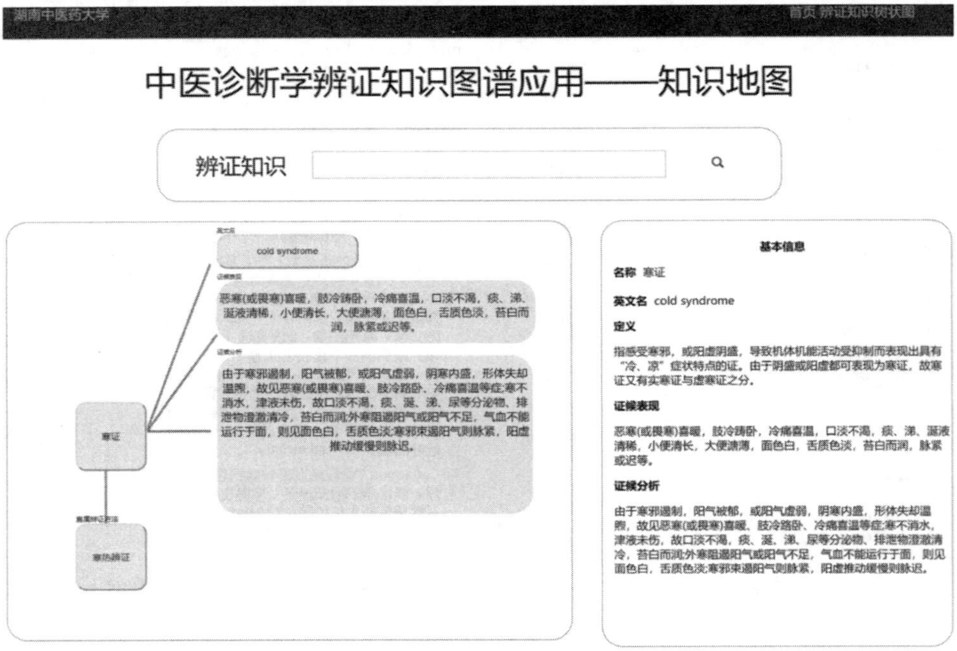

图 2-24 "寒证"的知识展示页面

四、"云计算"与"互联网+"在中医药信息建设中的应用研究

(一)基于云计算的中医药信息化建设——医疗云

云计算(cloud computing)是分布式计算的一种,指的是通过网络"云"将巨大的数据计算处理程序分解成无数个小程序,然后通过多部服务器组成的系统处理和分析这些小程序得到结果并返回给用户。云计算早期,就是简单的分布式计算,解决任务分发,并进行计算结果的合并,故云计算又被称为网格计算。通过这项技术,可以在很短的时间内(几秒)完成数以万计的数据处理,从而提供强大的网络服务。

现阶段所说的云服务已经不单单是一种分布式计算,而是分布式计算、效用计算、负载均衡、并行计算、网络存储、热备份冗杂和虚拟化等计算机技术混合演进并跃升的结果。"云"实质上就是一个网络,是一种提供资源的网络,使用者可以随时获取"云"上的资源并按需求量使用,这些资源可以看成是无限扩展的,只要按使用量付费即可。从广义上说,云计算是与信息技术、软件和互联网相关的一种服务，这种计算资源共享池叫作"云"，云计算把许多计算资源集合起来，通过软件实现自动化管理，只需要很少的人参与，就能快速地提供资源。也就是说，计算能力作为一种商品，可以在互联网上流通，就像水、电和煤气一样，可以方便地取用，且价格较为低廉。

　　总之，云计算不是一种全新的网络技术，而是一种全新的网络应用概念。云计算的核心概念就是以互联网为中心，在网站上提供快速且安全的云计算服务与数据存储，让每一个使用互联网的人都可以使用网络上的庞大计算资源与数据中心（图 2-25）。

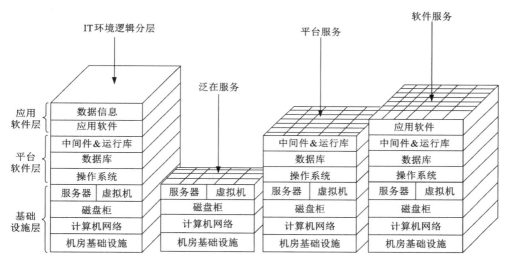

图 2-25　云计算服务逻辑

　　在中医药信息化建设过程中，可以运用先进的信息技术手段，建立低成本、灵活高效的信息资源共享体系，在中医药医疗服务、科研和生产、流通与监管各个环节实现整合与协同，提高中医药整体信息化水平。云计算具有规模大，可用性和扩展性高，成本低、安全以及虚拟化、分步式计算等特点，基于云计算的新型医疗信息平台能够很好地解决中医药信息化建设过程中的问题。

　　云计算基础设施由运营商（也可以根据具体需求构建私有云）提供，软件维护由服务商完成，医院和科研机构可以通过云计算运营商提供的在线软件服务来减少硬件设施的成本投入、升级和日常维护费用。无论是客户、供应商还是政府，只需一个接口即可与国家中医药信息平台对接，降低中医药信息化建设成本。云计算的存储容量使中医文献和临床数据的整理、分析、存储和检索变得更加容易。云计算强大的计算能力，不仅可以使中医从"云"中获取参考，还可以通过数据分析，寻找罕见病与疑难病之间的相关性，发现潜在的关系或规律。云计算的灵活性使中医医护人员能够随时随地获取患者的医疗信息，根据需要增加诊断和治疗程序，更好地为患者服务。这确保了患者可以在任何地方获得一致的医疗服务，从而有效地确保医疗服务水平。通过云计算平台，中医电子病历可以在名称、概念、分类、编码等方面实现标准化。患者的电子病历和各种检测信息存储在单独的住院的信息系统中并保存在数据中心，平台运行后，医疗单位可以共享病历信息，供不同医护人员查询，既减轻了医护人员的工作量，又减轻了患者重复检查的经济负担；被授权医生可以随时访问患者的病史、病历、治疗和保险详情，并通过查看患者完整的病史进行准确的诊断和治疗。

医疗云的功能具体体现在以下四个方面。

1. 中医药信息数据采集

云计算平台搜集已有的物联网感知技术系统采集的基层数据，将中药生产、加工、运输、保存、销售的信息汇总处理，输送到企业和政府的信息平台，提高企业运营管理和政府监管水平，保证中药质量。运用云计算手段分析中药市场动态，其结果可作为政府和企业决策依据。将市场流通的道地中药材贴上二维条码或射频识别（radio frequency identification，RFID）标签，记录种植、加工、检测乃至物流、配送等各个环节的详细信息。云计算的资源共享能力允许授权客户、监管单位，通过互联网了解中药材产品的种植（养殖）、加工及流通全过程；云计算的超级计算能力能对药材生长过程中的温度、湿度、光照及生产过程中添加的肥料、农药的化学成分及含量等进行分析，为生产者提供科学的药材生产管理方案和市场动态；云计算采集到的大量中药基础信息并入"中药基础信息数据库"，为"中医药医疗云"的科学研究提供基础数据。

2. 快速准确的病情病理分析

传统的中医诊疗过程主要靠患者对所感疾病的主观描述和医生对病情的主观分析判断来辨证处方。病情资料来源受主客观因素影响较大，而且往往患者对症状描述模糊，可重复性差，影响了医生辨证的准确性，以致对不同的患者，医生会有不同的看法及治法，对同一患者不同医生也有不同的看法和治法。此外医生要花费大量的时间精力积累经验，寻找方剂配伍关系与主治证之间的特殊对应关系。

通过医疗云，可以真正实现中医诊疗客观化，克服传统诊疗过程的弊端。医生将四诊资料及其他相关信息，如实验室检查结果、影像学资料发送到医疗云，通过数据中心，对照名医经验、古籍文献以及庞大的电子病历资料库，依靠医疗云建立的中医疾病模型进行综合分析，医疗云将诊断结果与参考处方发回，供医生参考，可一定程度上避免因医生经验不足而造成的误诊。医生根据中医药理论、自身经验、患者的实际情况以及医疗云提供的信息开出处方，并将其发送至医疗云，医疗云会将其与已有处方数据进行比较，将加减药味与剂量的对比信息返回给医生，医生可反复修改处方，使中医处方用药变得精确和客观。患者在用药后可随时随地将症状改变的信息发送至医疗云，医生可在第一时间调整治疗方案，缩短患者疾病痊愈时间，克服了盲目守方治疗的局限性。图 2-26 为中医诊疗云模式。

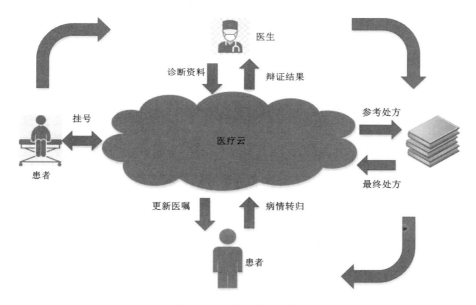

图 2-26　中医诊疗云模式

3. 中医药数据挖掘云服务

数据挖掘的主要目的是发现数据中隐藏的有价值的信息，通过对已有数据的挖掘，发现新知识、新规律。但是要实施数据挖掘一方面要求有专业的知识和对数据的深入理解，另一方面要有专业的设备和选用合适的数据挖掘算法。中医药数据挖掘云服务的建设基于云计算中软件即服务（software as a service，SaaS）的理念，能充分发挥云计算平台的优势，建立适合中医药领域的数据挖掘服务应用，使用户在少量的专业知识辅助下即可实现中医药数据挖掘。基于云计算强大的运算能力和存储能力，在医疗云部署数据挖掘、语义分析等软件，有利于科研工作者展开大样本的临床研究，对电子病历、古今文献及名老中医的诊疗经验采用数据挖掘的方法进行分析，探求疾病与其各个构成因素以及各个因素之间的相关影响，以全新的角度认识中医理论的本质和规律，促进中医理论的创新与突破。中医医疗云还可以与西医医疗数据库相连接，通过开发相应的中西医结合对比(对照)分析软件，找出度量其关联程度的统计量及其大小或阈值反应的变量之间的关系，进而对大样本病历资料归纳分析，进一步探寻中西医之间疾病理论的相关性。

4. 中医药健康管理云服务

健康管理是以预防和控制疾病的发生与发展为目的，通过信息采集、健康监测、健康评估等方式，对个人生活方式、疾病因素进行监控管理的过程。中医健康管理云服务发挥中医养生保健的优势，满足"治未病"需要，将中医"治未病"的有关理论与现代科学技术相结合，利用现代科学技术凝聚中医的智慧，实现对普通人群健康状况评估预测的"简、便、廉"根据健康状况提出相应的中医健康养生保健计划，以确保实现预定的保健目标。

(二)基于"互联网+"的中医药服务平台系统——颐健通

本系统的目的是通过互联网为用户提供健康信息服务和健康管理服务。用户通过 web 浏览器即可方便快捷地获取所需的医疗信息。

本系统的用户分为普通用户和注册用户(会员)两大类。普通用户是没有注册的用户，可以使用本系统提供的部分功能。注册用户分为三类，即会员、专家和服务机构。其中专家包括医生、药师、按摩理疗师、心理咨询师、健康管理师、营养师等，服务机构包括药企、药房、保健机构、餐饮机构等(图 2-27)。

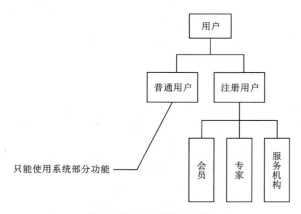

图 2-27 系统参与主体

1.从功能角度阐述

本系统从功能上可以划分为求医、问药、养生、个人中心4个方面，下面分别阐述。

（1）求医

根据用户输入的疾病或症状，显示对应疾病的西医与中医医学解释，并提供智能咨询、专家咨询和医院信息咨询等服务。

当进行智能咨询时，通过一系列交互式问答，系统给出中医辨病、中医辨证、西医诊断三个方面的结果。诊断及治疗过程：根据用户选择的症状集合，查询中医辨病表和中医辨证表，得出中医病名和中医证名，然后根据中西医疾病对照表得出西医病名。同时，给出相关的养生治疗建议（不包括处方，只提供非处方治疗建议），比如情志、起居、药物、饮食（养生药膳治疗方法）、针灸推拿（养生物理治疗方法）等方面的建议，根据这些治疗建议，可以进一步显示相关的问药和养生方面的信息。

对会员，系统还提供专家咨询和医院信息咨询两项服务。根据用户当前需要咨询的病情，系统将按照一定的规则筛选和排序相关的医生（在线或者离线）以供会员选择，随后会员可以和自己所选的在线医生进行在线交流，给离线医生发送咨询信息，给为自己提供有偿服务的医生进行评价和打分。

对医生（在线或者离线）服务，会员均可以选择图文咨询或语音咨询的方式与医生交互，还可以自主选择个人电子健康档案中的若干信息供医生浏览。当会员通过支付宝或微信在线支付成功后，系统将以短信（告知会员手机号）和站内信的形式告知专家，专家根据获取的各类信息，给出专业的指导意见与建议（限定在72 h内回复）。会员如需获得更多的帮助，可以购买专家上门服务。

另外，系统根据用户当前咨询的疾病，按照一定的规则进行智能排序（如距离最近、三级甲等医院等），筛选出相关的医院信息（包括地址、急诊电话、距离的公里数等）。图2-28为"求医"流程图。

（2）问药

当用户输入关键词后，系统首先鉴别关键词的类别（西药、方剂、中成药、中药材、疾病或症状），然后分别按如下处理。

1）当用户输入西药名称时，系统将提供该种药品的名称、成分、适应证、用法用量、不良反应、禁忌证、注意事项、特殊人群用药、药物相互作用、药理作用、贮藏、有效期、批准文号、相关药企及其联系方式（西药表）等信息。对会员，还可进行专家咨询。

2）当用户输入中药方剂名称时，将提供方剂表中的信息。对会员，还可进行专家咨询。

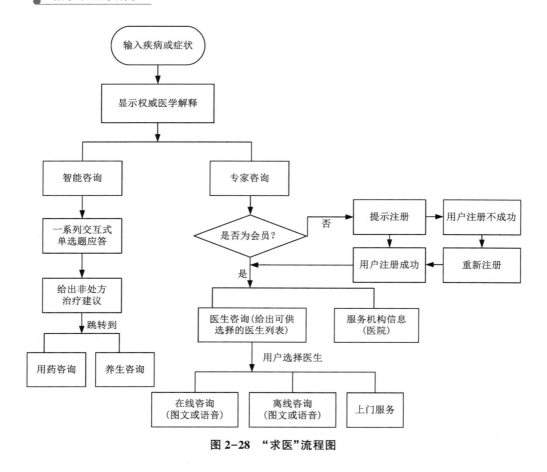

图 2-28　"求医"流程图

3) 当用户输入中成药名称时, 将提供中成药表中的信息。对会员, 还可进行专家咨询。

4) 当用户输入中药材名称时, 将提供中药材表中的信息。对会员, 还可进行专家咨询。

5) 当用户输入疾病名称时, 将显示相应的西药列表、方剂列表和中成药列表, 并能进一步按照前面的方式提供每种西药、方剂、中成药的相关信息。对会员, 还可进行专家咨询。

6) 当进行专家咨询时, 系统可以提供专家(药师)和药店两项服务。

7) 当会员进行专家(药师)咨询服务时, 系统将按照一定的规则筛选和排序相关的专家(药师)(在线或离线)以供会员选择。随后会员可以和自己所选的在线药师进行在线交流, 给离线药师发送咨询信息, 给为自己提供有偿服务的专家(药师)进行评价和打分。

8)对药师(在线或者离线)服务,会员均可以图文咨询或语音咨询的方式与药师交互,可以自主选择个人电子健康档案中的若干信息供专家(药师)浏览。当会员通过支付宝或微信在线支付成功后,系统将以短信(告知会员手机号)和站内信的形式通知专家,专家根据获取的各类信息,给出专业的指导建议(限定在72 h内回复)。会员如需获得更多的帮助,可以购买专家上门服务。

9)当用户选择药店时,系统根据用户当前查询的药品名称,按照一定的规则进行智能排序[如距离最近、药店等级(A、AA、AAA)、评分等],筛选出相关的药店信息(包括地址、距离的公里数等)。

图2-29为"问药"流程图。

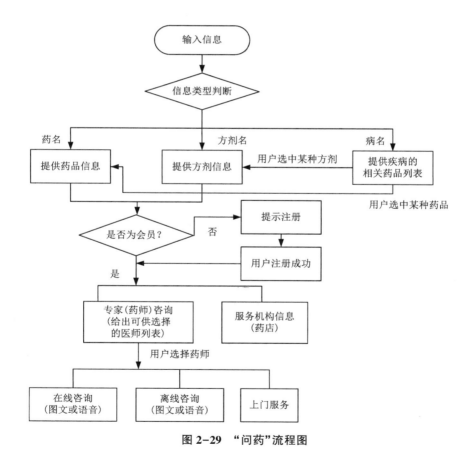

图2-29　"问药"流程图

（3）养生

目前将养生分为饮食疗法、物理疗法、心理疗法、器械疗法4大类。每一大类的层级结构最多3层，养生分类如图2-30所示。饮食疗法分为成品和复方。成品指无须加工或简单加工即可食用的食物，比如保健食品；复方指需要按照一定的方法进行加工制作才能食用的食材，比如药膳、药粥、药酒等。当用户输入疾病或症状名称时，将从养生4大类的各个方面显示与该种疾病相关的保健信息。对会员，还可进行专家咨询。

1）针对每一种保健食品，将按照保健食品表提供该食品的相关信息。

2）针对每一种药膳方（养生药膳饮食方法）、药粥方、药酒方，将按照中医养生复方表提供该方的相关信息。

3）针对每一种中药浴方，将按照中药浴方表提供该方的相关信息。

4）针对每一种按摩方（养生物理治疗方法），将按照按摩方表提供该方的相关信息。

5）用户可以针对养生4大类中的某一方面，进行服务机构信息咨询。当用户选择机构服务时，系统根据用户当前查询的保健食品、药膳方、按摩方信息，按照一定的规则进行智能排序（如距离最近、评分等），筛选出相关的服务机构信息（包括地址、距离的公里数等）。

6）会员可以进行专家咨询。专家分为健康管理师、按摩理疗师、心理咨询师、营养师等若干类。当会员选定某种专家类型后，系统将按照一定的规则筛选和排序相关的该类专家以供用户选择，随后会员可以和自己所选的在线专家进行在线交流，给离线专家发送咨询信息，给为自己提供有偿服务的专家进行评价和打分。

7）对专家（在线或者离线）服务，会员均可通过图文咨询或语音咨询的方式与专家交互。当会员通过支付宝或微信在线支付成功后，系统将以短信（告知会员手机号）和站内信的形式告知专家，专家根据获取的各类信息，给出专业的指导建议（限定在72 h内回复）。会员如需获得更多的帮助，可以购买专家上门服务。

（4）个人中心

注册用户（会员、专家和服务机构）均有以私有云方式实现的个人中心。

会员可以在其个人中心输入、完善和管理个人电子健康档案信息，可以授权其所咨询的专家查阅其个人电子档案中的若干内容。会员个人中心应以结构化形式记录个人的饮食起居、望闻问切（主要是问诊）等信息，以便系统通过信息深加工形成疾病知识图谱。

专家可以在其个人中心管理其所诊治过的病例资料，并在系统所提供的工

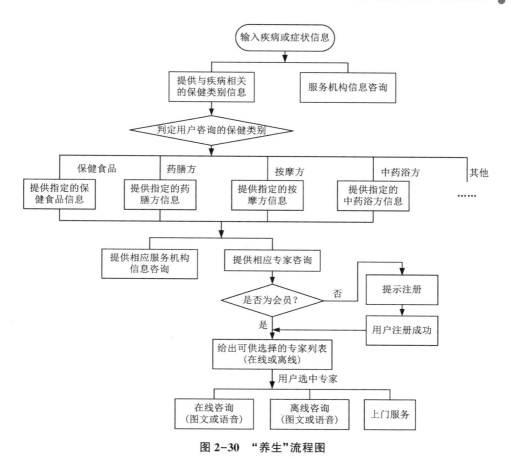

图 2-30　"养生"流程图

具支持下，形成个人知识库。另外，专家可以通过向会员提供监测生理状态的可穿戴式设备，获取和分析会员生理状态数据，为会员提供深层次健康指导，从而达到维护平台用户群稳定的目的。

服务机构包括药企、药房、保健机构、餐饮机构等，可以输入、完善和管理自身的机构信息和服务信息。

2. 从用户角度阐述

普通用户（游客）无须注册。注册用户按照一定规则（登录时长、参与度、购买服务或提供服务情况等）实行等级制，如 1、2、3 级等。

普通用户填写注册信息，即可成为会员。

为了提高专家身份的真实性，用户若想注册为专家，如医生、药师、按摩理疗师、心理咨询师、健康管理师、营养师等，则必须得到已经注册成功的同类专家的推荐,填写个人基本资料,上传资格证书。在经过推荐人和系统双重认证通过后,方可成为对应类型的专家。专家注册成功后便可获得推荐权,每名专家最多推荐3名同行。

若要注册为服务机构,如药企、药房、保健机构、餐饮机构等,必须具备相应的服务资质,填写基本信息表,并上传其营业执照、组织机构代码证、法人代表身份证等资料扫描件,系统认证通过后方可激活为服务机构。

另外,专家和服务机构的具体类型可继续扩展。一个会员账号可以注册和管理多个成员信息(犹如一个网银账号可以绑定多张银行卡)。一个专家账号可以从属于某个专家团队,专家团队由加入该团队的第一个注册专家负责管理。当某个专家的专家团队账号为零,标志该专家未加入任何专家团队。

会员和专家均有以私有云方式实现的个人中心。

下面按用户的角色分别对注册用户进行阐述。

(1)普通用户(游客)

普通用户能够使用求医、问药、养生三个方面的部分功能,具体如下。

1)求医:根据游客输入的疾病或症状信息,显示对应疾病的权威(包括中医和西医的疾病名)医学解释,并可以享受智能咨询服务。并给出相关的非处方治疗建议,比如情志、起居、药物、饮食(养生药膳饮食方法)、针灸推拿(养生物理治疗方法)等方面的建议,同时还可进一步获取相关的问药和养生方面的信息。

2)问药:根据游客输入的药品名称、方剂名称或者疾病名称,系统将显示相关的每一种药品或者方剂的信息资料。

3)养生:当用户输入疾病名称时,将显示与该种疾病相关的保健食品、药膳方、按摩方等方面的信息资料。

(2)会员

会员能够使用求医、问药、养生三个方面的全部功能,除了享有上述普通用户所使用的功能外,还能享有专家咨询服务。

1)求医:会员选择专家咨询服务时,系统可以提供专家(医生)和医院两项服务。当会员选择专家(医生)时,系统根据用户当前咨询的疾病,按照一定的规则进行智能排序(如距离最近、评分最高等),筛选出相关的专家(医生)信息(包括所在医院、主治疾病、评分等)提供给用户参考。会员如果需要图文咨询、语音咨询等服务,购买相应的付费套餐即可。当会员选择医院时,系统将根据用户当前咨询的疾病,按照一定的规则进行智能排序(如距离最近、三级甲等医院等),筛选出相关的医院信息(包括地址、急诊电话、距离的公里数等)。会员选择相关医院时,可以选择急救服务(救护车上门接人)和打开地图

（显示医院的地图，方便导航，后期将考虑嵌入打车软件）。

2）问药：会员选择专家咨询服务时，系统可以提供专家（药师）和药店两项服务。系统根据用户当前咨询的药品名称，按照一定的规则（如距离最近、评分最高等）进行智能排序，筛选出相关的专家（药师）信息（包括所在药店、职业资格、评分等）提供给用户参考。会员如果需要图文咨询、语音咨询等服务，购买相应的付费套餐即可。当会员选择药店时，系统根据用户当前查询的药品名称，按照一定的规则（如距离最近、药店等级、评分等）进行智能排序，筛选出相关的药店信息（包括地址、距离的公里数等）。会员选择相关药店时，可以选择上门服务（会员在线支付后，药店可以送药上门）和打开地图（显示药店的地图，方便导航，后期将考虑嵌入打车软件）。

3）养生：会员选择专家咨询服务时，可以选择健康管理师、按摩理疗师、心理咨询师、营养师等不同类型的专家（与注册的专家类型保持一致）。当会员选定某种专家类型后，系统将按照一定的规则（如距离最近、评分最高等）进行智能排序，筛选出相关的专家信息（包括所在机构、擅长类型、职业资格、评分等）提供给用户参考。会员如果需要提供图文咨询、语音咨询等服务，购买相应的付费套餐即可。当会员选择服务机构时，系统根据用户当前查询的保健食品、药膳方、按摩方信息，按照一定的规则（如距离最近、评分等）进行智能排序，筛选出相关的服务机构信息（包括地址、距离的公里数等）。会员选择相关服务机构时（分类排序后显示），可以选择上门服务（会员在线支付后，服务机构可以上门服务）和打开地图（显示服务机构的地图，方便导航，后期将考虑嵌入打车软件）。

（3）专家

用户如果获得已经注册成功的同类专家推荐，填写个人基本资料（个人简介、专长、支付宝账号、手机号等信息），上传资格证书后提交给推荐人，并经过推荐人和系统的双重认证通过后，方可成为对应类型的专家，如医生、药师、按摩理疗师、心理咨询师、健康管理师、营养师等。专家注册成功后便可获得推荐权，每人最多推荐3名同行。系统能显示专家在线或离线两种状态，以供会员选择。专家能为会员提供图文咨询和语音咨询服务，会员可在服务完成后对本次服务进行评价。

1）图文咨询：当会员根据需求选择专家，并通过支付宝或微信在线支付成功后，系统为会员提供图文咨询服务，并以短信（告知会员手机号）和站内信的形式告知专家。会员按照固定的电子健康档案模板（用户名、性别、年龄、病情描述）填写相关信息，并可上传病历资料或体检报告。专家根据获取的各类信息，以图文的形式给出专业指导意见和建议（限定在 72 h 内回复）。服务完成后，会员可对服务进行评价。

2）语音咨询：语音咨询是在图文咨询的基础上，增加会员与专家之间语音交流的一种服务类型。专家根据会员提供的图文资料，结合与会员语音交流过程中所获取的信息，以图文和语音的形式给出专业的指导意见和建议（限定在72 h内回复）。服务完成后，会员可对服务进行评价。

（4）服务机构

用户须具备相应的服务资质，并填写基本信息表，上传其营业执照、组织机构代码证、法人代表身份证等资料扫描件，系统认证通过后方可激活为服务机构，如医院、药店、药企、保健机构、餐饮机构等。服务机构可利用本系统发布服务信息，并能为会员提供信息服务和上门服务，会员可在服务完成后对本次服务进行评价。

1）信息服务：服务机构能够将自身信息（包括服务机构名称、地址、联系方式、类型、简介等），以及所能提供的服务（如药品、方剂、保健食品、药膳方、按摩方、家用医疗器械、针灸推拿等信息）发布到本系统提供的信息服务平台，达到推广自身产品和服务的目的。

2）上门服务：当会员根据需求选择好服务机构，并通过支付宝或微信在线支付成功后，系统可为会员提供上门服务［包括医院提供的急救服务（如叫救护车），且紧急情况时可考虑线下支付］。系统会以短信（告知会员手机号、家庭住址）和站内信的形式告知服务机构会员所购买的订单服务，服务机构将在指定的时间（40 min）内与会员联系，并告知会员上门服务的时间。如果服务机构在指定的时间内未给会员回复，会员可以取消服务，系统将退还钱款。服务完成后，会员可以对服务进行评价。

第二节　知识驱动的中医药信息化创新

在国家"互联网+"战略形势下，人工智能、大数据、云计算、移动互联网迅猛发展，技术日趋成熟，医疗行业的海量数据也迅速积累。伴随着 AI 和大数据处理关键技术的突破、数据共享等契机的发展，信息技术将在促进中医药行业发展中发挥重要的作用。如今，新一代信息技术是国家战略发展的重点，湖南中医药大学紧随专项计划的实施进程，针对新一代信息技术驱动下的中医药信息化平台建设进行了较深入研究和开发，主要创新之处体现在以下 3 个方面。

一、中医药信息的知识图谱构建

在信息数据呈现井喷式增长的当下，人们越来越注重对海量数据的组织与运用。知识图谱的出现极大弥补了当下流行的各类机器学习算法对数据描述能力的不足。国内对中医药领域知识图谱构建的相关研究仍然较少，极大地影响了中医药相关知识的传播与发展。因此，我们通过整合多种数据资源，以疾病、症状、药材、方剂等主要知识类型为主体对中医药知识图谱的构建进行研究。

我们通过设计爬虫算法与特征模板整合网络以及电子书籍资源，构建了大小约为 1.3 G 的中医药文本语料库。搭建 embedding-BiLSTM-CRF 神经网络模型用于命名实体识别处理，训练得到了 F1 值接近 91% 的模型。关系抽取模块使用了本体预定义关系以及特征模板、特征词进行关系发现，取得了较好的效果。在字向量和软余弦相似度的基础上，通过结合术语相似度以及属性关系对比完成知识融合。最后我们搭建了中医药信息平台为用户提供知识检索功能服务，并开放相关接口用以支持图谱的自动化更新以及基于图谱的智能应用开发；基于知识图谱构建技术，我们对中医诊断学教材中的辨证知识进行梳理，构建了辨证知识图谱结构模型，进行辨证知识的数据抽取，对辨证知识图谱进行表示，实现了基于辨证知识图谱的辨证知识地图 web 服务。

二、基于知识图谱的中医药自动问答

传统知识表示的有限规模使其难以适应当今涉猎范围庞大、精度控制较低且知识推理简易的知识获取需求。而基于知识图谱的问答服务较完美地打破传统知识表示与知识获取间的隔阂，愈发受到学术界及工业界研究和应用的热切关注。对该种服务平台，准确的问题语义解析是提供有效服务的基石，知识图谱的数据互联特性与语义本质的关联性不谋而合，为问答服务进行更智能化的语义解析提供了条件。再者，知识图谱所表示知识的精度及结构都较为优异，从根本上为问答服务平台提供了更高的知识反馈准确率及快速的信息检索效率。

我们设计与实现的中医药服务平台以知识图谱为语义支持，以自动问答—诊疗系统为表现形式，主要包含有关中医药领域的快速咨询模块及自助问诊模块。快速咨询模块依据中医领域表述特征制定模板，基于句模匹配技术完成对问题的语义解析并在结合语义消歧情况下提取问题语义特征，完善半结构化语义信息项；自助问诊模块则通过字典匹配、分词及词性标注、字词同义转换以及基于词向量的软余弦相似度计算等分层结构提取问题症状，利用基于知识图谱症状实体权重计算的疾病确诊系数判定和反馈确诊及治疗信息或引入交互部分辅助平台协助诊断。语义解析部分所提取语义信息项将统一转换为结构化查询语句，检索知识图谱后组织并整合答案进行前端反馈。最终，中医药服务平台能够针对求知型问题反馈满足其检索含义的解答，并根据描述型问题进行症状推理、确诊疾病，经真实问题语句测评均能达到较高的语义信息提取比例以及获得良好的解答效果。

三、新一代信息技术助力中医药信息化

中医药是我国独具特色和优势的传统医学，承载着数千年中华优秀传统文化，提高中医医疗质量，促进中医药信息化，有利于实现人人享有基本医疗卫生服务的目标。云计算作为一种新兴的计算模型，将计算及存储资源集中，并由软件实现自动管理。中医医疗机构可以运用云计算庞大的计算能力与海量的存储能力，实现中医诊疗信息化与中医药科研信息化。

平台的建设除了需要有关键支撑学科之外，也需要有具有影响力的创新平台作为基础。我们对颐健通健康咨询系统做了深入的研究和开发，为互联网用户提供医疗保健信息咨询服务及更为方便快捷获取的医疗信息。保证该咨询服务平台在国内相应领域内具有领先的技术水平，同时遵循先进性、安全可靠性、开放性、可扩展性、可伸缩性、易使用性的原则。在总体技术要求的指导和约束下，设计实施核心技术，采用组件技术实现，并考虑在性能、可靠性、易使用性等质量要素间的综合平衡，保证技术目标的顺利实现。充分的研究和技术扩展使得颐健通系统综合考虑了当前移动医疗、智能设备的快速发展，保留了扩展接口，满足了移动终端的服务需求。

第三节　数字中医药技术基础平台研究成果

一、项目管理成果

（一）战略协同机制

"数字中医药协同创新中心"于 2012 年 9 月由湖南中医药大学牵头，依托该校国家重点学科中医诊断学这一平台，以中国中医科学院、湖南大学、汉森制药股份有限公司 3 家单位为核心组建而成。

该中心长期致力于充分利用高校教育的研究平台，积极开展人才培养模式改革，探索实施具有国际化视野的创新人才协同培养的路径，开展跨学科、跨

领域、跨地区的联合培养模式，整合教育资源，优化培养方案，建立和完善多种协同方式并举的人才培养机制，着力培育具备中医药学科知识与数字化理念的拔尖人才；加强各单位之间的深度协同，共享物质资源，构建严谨的中医治疗核心知识结构，建立持续创新的科研组织模式；积极与其他参与单位一起讨论中心重点科研方向与研究内容，以共同推动协同创新研究。

（二）资源优化配置机制

首先，以学科交叉融合为导向，将中心建设与学校重点学科建设规划密切结合，在整合发挥现有学校特色学科优势的基础上，积极吸纳国内外其他优势特色学科资源参与中心的创新，构建有利于创新的基础，形成持续创新机制；结合国家社会发展需求，明确中心的发展规划和建设方案，紧密围绕建设目标和建设任务，设置项目，招标立项。

其次，充分发挥协同创新引导和聚集资源作用，利用现有国家部门、行业等方面资源，积极吸纳国内外社会的支持与投入，通过合作共建研究基地、学术平台、联合研究团队等方式，建立重要的学术资料、信息、研究成果、仪器设备等学术研究资源的共享机制；开放使用各种物质资源，建立公共资源信息平台，促进资源共享和学术交流。

最后，给予中心稳定持续的经费支持，形成长效机制，把中心建设成为学校提升创新能力、汇聚一流人才和推动生物信息学相关学科发展的重要平台。

（三）人事管理和人才培养机制

以人才作为协同创新的核心要素与首要资源，积极联合国内外创新力量，有效聚集创新要素和资源，通过构建协同创新的新模式，从而形成协同创新的新优势，集聚和培养一批具备中医药学科知识与数字化理念的拔尖创新人才，推进学科优化与发展，产出一批重大标志性创新成果服务。

人才培养包括对学生的人才培养和师资队伍的人才培养，分别制定不同的培养机制。针对学生，以生物信息学相关专业为基础，搭建多元化创新实践平台，创新教育教学培养模式，鼓励本科生参与科研项目实习，研究生参加科研项目实践，博士生参与重大项目研究，同时积极探索联合培养模式，以双导师、导师小组和导师团队为主导进行学生人才培养；积极与国内外知名高校、科研院所开展学术交流和联合培养，定期选拔学生参加国际学术交流，使学生更多地接触学科前沿，国外学习环境，开阔国际视野。针对教师队伍，积极建设师资培训提升体系，拟定师资培训方案，有计划、有步骤地对青年教师进行培训提升；通过博士后流动点以及高校访问学者计划，进一步提高青年教师科研能力；选派重点培养计划的学术带头人后备力量或青年骨干教师出国研修或申报国内访问学者。

(四) 评价激励机制

中心实行考核和分配自主机制，协同各单位将中心相关团队视同本单位相对独立的科研机构。对中心人员实施以创新质量和贡献为导向的评价机制。注重原始创新和解决国家、省市重大需求的实效，坚持科学合理、简便易行的原则，建立综合评价和退出机制，鼓励竞争，动态发展。

二、协同创新成果

(一) 团队、平台建设成果

湖南大学以中医医疗与临床科研信息共享系统为基础，充分发挥高校教育学科交叉复合型人才的优势，孵化高水平、多元化、知识结构合理的创新人才，组建一支具有中医信息交叉学科学术背景，由学科/学术带头人、后备学科/学术带头人、中青年骨干组成的创新团队。

在团队成员的努力下，至今已主持国家级科研项目17项，主持省部级科研项目9项，企事业单位重大研发项目5项。在科研成果方面，完成114篇学术论文，其中被SCI、EI收录的论文103篇，同时获国家发明专利5项。同时，该团队充分利用学术资源，所提出的分子水平下的共调控网络机制已经获得了社会的全面认可，项目研发的多个算法及开源软件包已被广泛应用于相关领域。项目组在项目执行过程中与国内外多个研究团队建立了良好的合作关系，如多伦多大学的Zhaolei Zhang教授等，有利于项目成果在国际上推广。项目开发的CoMoFinder软件已被美国俄勒冈州立大学的Megraw博士等人用于发现miRNA在调控植物功能过程中的影响，并被土耳其马尔马拉大学的Gov等人用于探索miRNA和转录因子在人类共调控网络中的作用机制。同时，项目发现了蛋白质相互作用网络中多个重要的功能模块、网络模体及关键蛋白质，相应的研究成果在重要的国际会议(如World Congress on Computational Intelligence)上得到了广泛认可和一致好评。此外，项目还扩展研究并预测了与复杂疾病密切相关的基因和miRNA。其中，与疾病相关的基因预测方法RWRHN自2015年正式见刊以来已被国内外同行多次引用；与疾病相关的miRNA预测方法CPTL也成功预测出与乳腺癌发生发展相关的多个miRNA如hsa-miR-99a等。这些预测结果不仅为复杂疾病的诊治提供了有益参考，还在一定程度上降低了临床的实验成本。并且，项目的研究成果为计算机技术在生物医学等前沿交叉领域的应用提供新的思路。

同时，在相关创新平台建设上也取得了一定成效。2016 年，湖南大学对"颐健通健康咨询系统"做了深入的研究和扩展，为互联网用户提供了医疗保健信息咨询服务以及更为方便快捷的医疗信息。保证该咨询服务平台在国内相应领域具有领先的技术水平，同时遵循先进性、安全性、可靠性、开放性、可扩展性、可伸缩性、易使用性的原则。在总体技术要求的指导和约束下，设计实施核心技术，采用组件技术实现，考虑在性能、可靠性、易使用性等质量要素间的综合平衡，保证技术目标的顺利实现。充分的研究和技术扩展使得研发人员在研发颐健通健康咨询系统时综合考虑了当前移动医疗、智能设备的快速发展，保留了扩展接口，满足了移动终端的服务需求。

针对大数据驱动下的"中医智能辅助诊断服务系统"进行了一定的预研和知识储备。项目研发了 lucloud 云资源管理软件，并在多个应用领域研发了大数据存储、分析和挖掘服务平台。其中，在分布式文件系统基础上实现了一个数据并行存储、处理和统计的智能 BI 平台。该平台支持高效内存计算框架，并向上支持各类并行子图挖掘、数据关联挖掘等并行数据挖掘工具，能为数据统计分析、预测预警模型、金融产品设计、运营数据分析等各类应用场景提供计算引擎。

此外，基于"中医药知识图谱的智能问答平台"可以从中医药文献、著作、百科类站点、中医药垂直领域站点、中医药领域知识库等多种数据源中抽取中医药学中常见症状、方剂、药材、疾病等相关信息，并将这些信息加以整理，构建成一个带有语义信息的中医药知识网络。以图为存储形式的语义网络除了可以提供知识查询等普通知识库功能外还可进一步支持智能问答、中医药知识推理等智能应用的开发使用。

（二）人才培养成果

人才培养对造就数字化中医药方面高素质创新人才，提高学科建设水平，促进协同创新中心的发展，具有重要意义。湖南中医药大学在学生培养创新体系建设中充分开放自身资源平台，建设本科生实习基地、研究生创新基地、博士生联合培养实验室，将中心科学研究优势转化为人才培养优势，依托各类重大基础设施，建立若干高水平实践能力培养平台，大力加强实践教学和创新实践。鼓励本科生参与科研项目实习，研究生参加科研项目实践，博士生参与重大项目研究，同时积极探索联合培养模式，以双导师、导师小组和导师团队为主导进行人才培养，导师分属不同学科，实行导师交叉指导或协同指导。同时建设师资培训提升体系，拟定师资培训方案，有计划、有步骤地对青年教师进行培训提升，通过博士后流动点以及高校访问学者计划，进一步提高青年教师科研能力；同时鼓励中心人员与国外科研人员开展实质性科研合作，推荐中心人员外出参加国际交流，优先推荐中心人员公派留学、国外访学，大力培养具有国际视野的国内一流创新型人才，为创新中心发展培养新生骨干力量。

自 2013 年以来，湖南大学在数字化中医药与生物信息处理研究方向上，共培养博士生 16 名，其中联合培养博士 3 名；硕士生 37 名。其中，刘乘辰等的重点研究方向是生物信息计算，与数字中医药协同中心的发展方向息息相关。这批优秀队伍成员取得多项重要的研究成果，例如梁成博士和肖球博士分别在 *BIOINFORMATICS* 上 发 表 的 重 要 论 文《*A novel motif-discovery algorithm to identify co-regulatory motifs in large transcription factor and microRNA co-regulatory networks in human*》和《*A graph regularized non-negative matrix factorization method for identifying microRNA-disease*》，在生物信息学领域获得较高的影响力。

此外，我们鼓励学生积极参加相关的国内外学术会议，比如：2017 年 7 月 31 日至 2017 年 8 月 4 日，肖球、刘莹、丁平尖 3 位博士在哈尔滨参加了第十三届国际生物信息学研讨会；2017 年 11 月 17 日至 2017 年 11 月 19 日，赵文贺硕士和龙亚辉博士在广州参加了 2017 年中国国际中医药大健康博览会暨高峰论坛；2018 年 11 月 2 日至 2018 年 11 月 4 日，申聪博士在长沙参加了 2018 年中医药信息技术与普适教育论坛。

（三）学科建设成果

学科建设是推动数字化中医药创新进程的关键，新时期的学科建设呈现出大学科、广兼容的发展趋势，突出了前沿学科的辐射作用，并逐步形成多学科的渗透交融，体现了宏观和微观的结合，综合与分析的结合，实体本体论与关系本体论的结合，是推动数字中医药协同创新建设发展的必要条件。良好的学科建设需要有明确的发展目标、清晰的发展思路、切合实际的发展步骤。遵循科研为临床工作服务的原则，按照"科研思路必须源于临床实践、科研设计符合临床实际、科研过程服从临床需要、科研成果提高临床水平"的思路进行科学研究，积极开展临床科研，走中医药的现代化之路。

近年来，湖南大学除了关注主体学科的发展，还会不定期邀请校内外专家、学者及相关企业家，围绕中医药信息学相关议题开展学术交流，扩大学科的影响力；关注前沿学科和交叉学科的发展动态，不定期开展学术交流与研讨。其中，具有代表性的学术交流：2014 年 6 月，美国密苏里理工大学的尹朝征来我校开展"生物医学对象的目标跟踪检测"学术讲座；2016 年 6 月，陈兴、邹权分别来我校开展关于预测 lncRNA-disease 关系的计算模型和生物序列处理中的并行计算方法的讲座；2017 年 6 月，来自德雷塞尔大学的 Xiaohua Tony Hu 教授来我校开展关于微生物组学大数据分析的"Big Data Analysis and Mining in Microbiome"学术讲座；2018 年 6 月，来自康奈尔大学的 John Hopcroft 教授来我校开展关于人工智能与深度学习的学术讲座；2018 年 11 月，陈兴教授就"大数据时代下基于网络算法和机器学习的生物信息学研究"的内容来我校开展了学术讲座。

（四）国际合作成果

1. 承办国际学术会议

①2014 年 10 月，湖南大学承办了"全国第十二届嵌入式系统学术会议（ESTC 2014）暨技术论坛"，此次会议以"嵌入式系统与高性能计算"为主题。会议旨在讨论嵌入式系统领域的最新研究成果和发展趋势，对可穿戴式的医疗诊断系统进行详细的研究，并开展了广泛的学术交流和研讨。会议邀请院士、国内外著名专家作大会主题报告。

②2016 年 8 月，湖南大学承办了 IEEE 第 12 届自然计算、智能系统和知识发现国际学术会议，这次国际学术会议主要讨论数据挖掘、计算智能、知识发现及相关学科的最新发展和应用，是一个多元化国际性学术会议，它吸引了全球各地具有不同学科和技术背景的学者和开发人员参加。共有来自英国、美国、韩国、波兰、加拿大、日本、印度、土耳其等 23 个国家和地区的知名专家、学者共计 200 余人参加，其中境外参会嘉宾达 69 人，IEEE/ACM Fellow 共有 3 人，围绕"面向大数据的自然计算与知识发现"的大会主题，IEEE Fellow、佐治亚理工学院 Ning Liu 教授、新加坡南洋理工大学 Ponnuthurai Nagaratnam Suganthan 教授、以色列本·古里安大学 Michael Segal 教授及 IEEE Fellow、英国布鲁内尔大学电子和计算机工程系主任 Nandi 教授分别做了大会特邀报告，会议组织得到了广大与会者一致好评。

③2016 年 10 月，湖南大学承办湖南省研究生创新论坛之湖南大学"大数据与高性能计算"分论坛，来自北京大学、北京交通大学、美国科罗拉多大学及香港中文大学的多位教授在湖南大学信息科学与工程学院进行学术交流。论坛报告聚焦当前国内外大数据与高性能计算方面的最新研究课题，以 PPT 的形式详细地展示了研究成果，获得了与会成员与观众的称赞。此外，论坛还成立了数字中医药创新讨论组，师生对互联网医疗相关课题进行了热烈的学习与探讨。

2. 重视国际化人才培养

湖南大学协同创新中心人员骆嘉伟、王树林、许莹等教授参加"12th

International Conference on Intelligent Computing（ICIC 2016）""2016 IEEE Congress on Evolutionary Computation（IEEE CEC 2016）"等国际学术会议，曹步文博士研究生参加了"2016 IEEE World Congress on Computational Intelligence（WCCI 2016）"国际学术会议，通过相互交流和学习，为协同创新中心的人才培养奠定了深厚的基础。

第四节　中医药数字化的社会价值和意义

中医医疗信息化存在成本相对高昂，资金投入相对不足，标准欠统一，资源共享程度不高，信息化灵活度受到一定限制，软件开发难以适应中医辨证论治体系等问题。其发展的关键在于以患者为中心，实现信息的共享、流动与智能运用。新型信息技术为我们提供了一种成本低，效率高，具有灵活应用特性，能最大程度地实现中医药信息资源共享的信息化建设途径，为实现中医诊疗智能化与科研信息化提供了技术支撑。

传统的中医药信息化受到信息获取和运算能力限制的问题，难以解决中药市场管理、生产加工、经营及仓储物流中的分散问题。而要解决"分散"问题，中药生产流通环节须采用物联网的感知技术，使用合适的技术将获取的信息汇总分析呈现，实现中药管理的信息化。

中医药作为中华民族历经千年的文化积淀，在现代社会中不断传承与发展。但由于中医药学的特点以及汉语表达的多样性，中医药相关知识表达多样，内容组织欠统一，这在很大程度上制约了中医药学知识的传播与发展。而知识图谱可以有效地组织、管理和利用中医药知识，构建一个体系完善的中医药知识库，并且进一步支持中医药相关领域智能应用的开发，对中医药的传播以及发展具有重要的意义。因此，通过对该领域的研究，掌握中文知识图谱的实现过程，能够有利于构建一个包含中医药学常见症状、方剂、药材、疾病及其相关基本信息的具有高度扩展性的中医药知识图谱。该知识图谱可通过增加文献、百科类、各垂直站点及知识库等数据源实现知识网络的自动扩充，并提供对应的数据操作接口，进一步支持诸如决策支持、智能问答、综合性知识检索以及问答机器人等智能应用的开发。

基于知识图谱的问答系统极大地弥补了搜索引擎在信息检索方面的不足，不仅能够解析检索语句语义，过滤边缘信息以返回最准确结果，其所基于知识体系的互联性还令问答系统能够根据用户检索内容拓展多层知识关系，以实现相似相关信息连锁反馈或信息推荐服务，达到真正有效地利用海量数据的目的。集智能化与人性化于一体的问答系统的研究工作将持续呈现高热态势。

"中医药学是中国古代科学的瑰宝，也是打开中华文明宝库的钥匙"。作为根植于中国传统文化的医学体系，中医药在数千年的民族繁衍中起到了不可替代的作用，而任何一个医疗体系也必然会随着时代的发展而变化。习近平总书记在全国中医药大会上指出："要遵循中医药发展规律，传承精华，守正创新，加快推进中医药现代化、产业化。"在互联网、人工智能等新兴技术引领产业革命的时代，中医药的创新发展必然要与新兴技术相结合，才能够插上腾飞的翅膀。

人工智能（artificial intelligence，AI）技术的发展是解决医疗资源配置不均的重要方法，其在医疗领域的应用落地已成为未来医疗产业发展的趋势之一。AI与中医的融合一定能够开花结果，我们可以在家里享受"名老中医"的中医诊疗服务，并且非常便捷地使用个性化定制中药制剂。我们的工作涉及中医、中药、AI、工程、信息等多学科，它们的融合具有巨大的社会价值和意义。

第三章

中医诊断数字化与应用研究

　　根据国家战略需求和经济社会发展等重大问题导向，结合中医诊断学国家重点学科发展方向，中医诊断数字化与应用研究平台制定了长期工作规划：重点从中医诊断的关键点和难点进行突破，主要从中医病证标准化、中医药数字化、中医常见病证微观诊断、中医诊疗设备研制、人才引进和培养 5 个方面着手：发挥本学科在中医病证标准化研究的学术影响力，制定出 1~2 项新的中医行业国家标准；依托"数字中医药协同创新中心"推进中医药信息化、数字化进程；以冠心病、阿尔茨海默病、风湿痹证的中医证治规律研究作为切入点，应用临床和动物实验方法研究其微观病理特征，为阐明中医证候本质与疗效机制提供新的理论；应用现代科学技术手段，采取多学科融合的方法和技术，研制出具有中医特色、符合中医教学科研及临床需要的中医专用诊断设备，使传统中医诊断方法发生质的飞跃；加强国内外交流合作，深入开展海外高层次人才引进工作，提高人才培养质量，成为我国中医诊断学领域高层次人才的培养基地。

　　中医诊断学湖南省重点实验室始终紧紧围绕实验室中长期工作规划，从中医病证诊断规范及信息处理研究、中医诊法量化指标及计量诊断研究、中医疾病证候本质及防治机制研究 3 个稳定研究方向开展工作。

第一节　中医病证诊断规范及信息处理研究

　　围绕中医药数字化、规范化的主线，以构建"主诉–证素辨证体系"为目标，在前期"中医疾病的分类方法和基本框架"和"中医内科诊疗体系"研究的基础上，深入展开了中医病证规范研究。目前已开展名词术语规范、名词术语库构建、病证联合计量诊断、证素应证和方证对应研究。

一、名词术语库

所有数据来源于人民卫生出版社（people's medical publishing house，PMPH）制定的《中医英语术语（内部草案）》、世界卫生组织（World Health Organization，WHO）制定的 *International Standard Terminologies on Traditional Medicine in the Western Pacific Region* 和世界中医药学会联合会（World Federation of Chinese Medicine Societies，WFCMS）制定的 *International Standard Chinese-English Basic Nomenclature of Chinese Medicine*。获得所有中医术语的字段，并进行合并。

原始数据为 WHO、PMPH、WFCMS 三个标准的书籍或电子文档。把原始数据通过 OCR 和 PDF 转化工具整理成规范的数据表（dataframe）格式，分别命名为 WHO. csv、PMPH. csv、WFCMS. csv。将每个数据表每条记录均以术语的中文简体名称作为唯一字段方便进行数据合并，使用 Python 的 pandas 包对数据进行合并和清洗。最终合并的数据表字段为：ID、中文简体、中文繁体、拼音、WHO 英文术语、PMPH 英文术语、WFCMS 英文术语、术语的英文解释（基于 WHO 标准）、类别编码、类别名称。共整理数据 16 189 条，其中 WHO 术语 3 262 条，PMPH 术语 6 848 条，WFCMS 术语 6 079 条（图 3-1）。最终合并为 8 975 条。

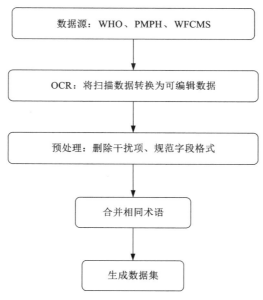

图3-1　名词术语库构建流程

在通过 Python 完成数据合并后，我们依靠人工核对的方式对数据进行修正。由两人首先对数据对应性问题进行核查，保证无串行、错位等现象；然后对照源数据对数据转化中出现的乱码分别进行修复；重点核对生僻字和多音字条目的拼音。对源数据中本身就是乱码，无法进行核实的，暂时保留，待以后通过其他途径核查条目确认后再进行修改。对名称不同，但意思相同的术语，暂不合并，全部视为不同记录，予以保留。同时，以 Vue. js + Django 为基础框架搭建了在线检索网站 (https:// medai. vip)。

二、主诉指导辨证论治

中医药发展过程中所形成的诸多辨证方法概括起来可分为基础辨证和临床辨证两部分：八纲辨证、六淫辨证、气血津液辨证、阴阳辨证属于基础辨证；脏腑辨证、经络辨证、卫气营血辨证、三焦辨证属于临床辨证。两类辨证方法面对的患者状况 (病理) 是同样的，但是认识角度、方法、观点、理论不同，结论也会有差异。基础辨证方法因为辨证病位不清或者病性不明，临床应用受到局限；临床辨证在指导临床遣方用药方面较为实用，但是卫气营血辨证、三焦辨证仍显粗犷，而脏腑辨证相对基础辨证虽较为具体，但是对病种、证候层次、轻重的区别较少，在指导遣方用药时存在指向性不明的不足。如同样辨证为脾气虚 (异病同证) 的不同患者会有参苓白术散、补中益气汤、四君子汤、异功散、香砂六君子汤等不同的治疗选择。

主诉是患者就诊时最感痛苦的症状体征及其持续的时间，反映了患者急需解决的问题，故针对主诉治疗符合患者心理需求。同时主诉往往提示疾病的部位和性质，对辨别病位病性、指导治疗具有较强的指向性作用。因此，主诉应受到临床医生的高度重视。由湖南中医药大学郭振球教授提出的主诉辨证是围绕主诉收集病情资料，进行综合分析，对疾病的类别、病因、病位、病性、病势等进行辨识的诊断方法。该方法抓住疾病的主要症结，对症治疗符合针对关键问题进行诊察的临床诊疗思维。主诉辨证基本内容为：抓住主诉，开展有序的望、闻、问、切四诊，遵循司外揣内、整体观、病传论三大原则，依照询问病史、探讨病因、落实病位、阐明病机、分清病性、详悉病势、确定证名、依证立法、按法制方、验证疗效这 10 个步骤辨证论治。

主诉往往反映了疾病的根本矛盾，也提示了病种，比如以巅顶痛为主诉、辨证为寒凝肝脉证者，病、证都已明了，就可以确定治法、处方，选用吴茱萸汤。如果单纯辨证论治而病种 (主诉) 不明，则会遇到是选择暖肝煎还是选择天台乌药散，抑或吴茱萸汤的疑惑。因此，主诉辨证体现了病证结合的思想，而病证有机结合的优势在于治疗的指向性更为清晰。临床辨证论治应以"主诉辨证"为中心点确立诊疗路径、程序和步骤，明确诊疗的具体过程。"主诉辨证"又可分为单一主诉辨证和复合主诉辨证。复合主诉辨证要考虑多症状之间的主次关系并进行风险评估，指导医生避免漏诊，优先解决主要症状所指向的问题，急则治其标，缓则治其本；同时要注意倾听患者的具体需求，解决最影响患者生存质量的痛苦和不适。制定主诉辨证的诊疗路径，要按照规范的诊疗路径设计病情资料采集系统，为临床医生诊疗提供便捷、规范、翔实的病情资料采集范式。一般程序是从主诉开始，到"抓住主症问深全"，再到"相关症征紧相连"，逐步完善四诊资料，边查边辨，边辨边查，去伪存真，去粗取精，逐步发现疾病本质，缩小对病、证种类的判断范围，最后确定病种和证型，指导遣方用药。"抓住主症问深全"应该针对主症的部位、性质、程度、缓急、发作时间、加重或缓解因素进行了解。"相关症征紧相连"应根据主症的特点有选择性地进行询问，并与其他三诊合参，避免过于机械化，否则无法抓住问题关键，没有针对性。如遇到哮病患者，通过发作时间了解是在发作期还是缓解期，发作期者多实，则应首辨寒热性质，区分冷哮还是热哮，了解寒热症状；缓解期者多虚，问题则应集中于落实病位属肺虚、脾虚还是肾虚。针对主诉构建相应规范的主诉辨证诊疗路径，可为计量诊疗、计算机人工智能判别奠定基础。

三、"主诉—证素"诊病辨证体系

(一)明晰主症含义及基于主诉的诊病辨证路径

主症是表现于外的现象，是疾病本质的外在反映，是认识病证的线索和向导。围绕主症的诊病辨证路径可按如下几步进行：第一步，依据影响患者生活质量的症状、患者自我感受及诉求确定主症，作为诊断的主要线索；第二步，对主症进行纵向挖掘，即明确主症的部位、性质、程度、出现与持续时间、加重和缓解的因素、演变过程等，可以概括为"抓住主症问深全"；第三步，围绕主症展开横向挖掘，包括与之相关的伴随症状、全身症状等，即"相关症征紧相连"；第四步，四诊合参，借助现代辅助检查手段将微观表现与宏观症征进行关联，全面了解病情，完善诊查资料，为病位、病性证素的辨别提供依据；第五步，综合、整理、分析病情资料，并根据相关"病""证"的不同特点，作出正确的诊断和鉴别诊断，以上便是主症诊病辨证路径。如主症为头痛，首先应当详细询问头痛的病程、具体部位、疼痛性质、剧烈程度、每次持续的时间、诱发及缓解因素等；其次应了解头痛的伴随症状，如有无恶寒发热、项背强痛及头晕目眩、耳鸣耳聋、目赤肿痛、肢麻乏力、胸脘满闷、恶心呕吐等不良反应；再次是询问全身的表现，如有无汗出及睡眠、饮食口味、二便等情况；然后望舌、切脉，并根据需要，进行必要的检查，如测量体温、血压，查血常规、脑脊液、颅脑 MRI、CT 等；最后综合分析病情资料，确定诊断。对上述建立起的临床常见主症数据库中的主症，则可逐一建立其诊病辨证路径，构建"常见主症诊病辨证路径"数据库。

（二）创新性地提出症状诊断贡献度三分类法

要研究症与病证之间复杂的关系，首先需对症状进行分类。该项目按诊病辨证贡献度将症状分成特征症、一般症和否定症，共三类：①特征症，特征症为对某病或证素具有较高正向诊断意义的症，其特异性较强，贡献度大；②一般症，一般症为对某病或证素具有一般正向诊断意义的症，既非必备、又非特异，既无决定作用，也无否定意义，贡献度小；③否定症，否定症为对某病或证素能起到负向或否定诊断的症，贡献度为负值。

（三）创新性地提出症对、症队的概念

症状是疾病病理本质的外在反映。由于疾病的病理常涉及许多环节，形如病态链（有时甚至是环形或网络状的），各病理环节间的关联程度不同可导致各症状在部位、性质、时间等方面的联系不同，而那些内在联系紧密者，即形成了症对，进而组成症队。症对是指同一病程阶段出现的具有内在联系的一对症状或体征；症队是指同一病程阶段出现的具有内在联系的 3 个及 3 个以上症状或体征的组合。症对和症队可揭示症状间的复杂关系，反映病证病理本质，对病证诊断指向性明确，这是绝大多数单一症状所不能替代的，使病证的诊断指向性更加明确。

（四）创新性地提出"证素对"

与症对和症队概念相应，证素间有一定的组合规则，形成"证素对"。证素对是指同一病程阶段出现的具有内在联系的一对证素，如证素"湿"与"热"组成"湿热"证素对。"证素对"的提出解决了以下两个问题：其一，解决证素组合与证之间的等价性问题。如诊断得出既有证素"湿"，又有证素"热"，那么，二者加起来就是"湿热证"吗？显然不一定，如湿热证有"身热不扬"等特征性表现，而单纯的"湿"和"热"均无，若认为湿热证仅是以证素"湿"和"热"的症状相加，难免失之偏颇；但如果在"湿""热"证素的基础上，还有一个"湿热"证素对的诊断标准，而该证素对含有如"身热不扬"等湿热证的特征症，则可实现证素组合与证之间的等价，避免误诊和漏诊。其二，化解证素组合的多样性与证的唯一性之间的矛盾，尤其是对一些病机复杂、证素较多的证。如对《伤寒论》

中属"胸中有热，胃中有寒"的"黄连汤证"，用"证素辨证"可能得出证素"心""胃""寒""热"，那么，其常见排列组合有"心热胃寒""胃热心寒"和"心热胃寒热错杂"，这3个组合在临床上都可能出现，但当前的证却是唯一的。面对这一矛盾，若能在"心""胃""寒""热"证素的基础上，还有"心热""胃寒""胃热""心寒""寒热错杂"等证素对的诊断标准，那么，这个问题同样可较好地解决。

四、中医病证计量诊断分析策略

（一）症对、症队的增益、叠加和减损问题

创新性地将症对分为同质症对与非同质症对，比如潮热和颧红、发热与口渴、舌红与苔黄、神疲乏力与少气懒言、尿频与尿急，属于同质组合；倦怠（气虚）与形寒肢冷（寒）属于不完全同质组合；舌苔腻（湿）与脉数（热）属于不同质组合。在计算其诊病辨证贡献度时，提出了症对二者之间的叠加关系（1+1=2）、增益关系（1+1>2）、减损关系（1+1<2），而不再是以往统一的叠加模式。

（二）症征联合计量诊断法

考虑"证候"层次、轻重、主次之分，采取将症状、体征等病情资料按程度变化区分为轻、中、重不同等级，并予以量化，以不同权重反映不同症状、体征的主次，以不同计分反映症状、体征的轻重程度变化，提出了症征联合量化证的等级计量诊断法。

（三）病证程度（预后）的计量评价模式

病证程度的计量需要以病证的计量诊断为基础，应该以对患者的危害程度（病死率、致残率、存活时间等）为指标，对计量的项目需是与指标相关的因素。实践表明，病证的预后常因病的分类和分期、证及其等级、相关病情资料等的不同而不同；计量值的确定要以国家的统计或其他流行病学多中心大样本病死率、存活时间、病死相关因素中各因子所占比率等统计结果为依据。以心痛病为例，根据病死率和存活时间，计量心痛病的总体或远期预后；然后根据心痛病病死率相关因素中各因子所占比率进行计量。其中，心痛病分类及其计量值：真心痛（7），厥心痛（3）。分期及其计量值：发作期（8），缓解期（2）。证及其计量值：心血瘀阻证（3），痰浊内阻证（2），阴寒凝滞证（1），气阴两虚证（2），心肾阳虚证（1），其他证（1）。证的等级及其计量值：重度（6），中度（3），轻度（1）。相关病情资料及其计量值：遗传史（2），吸烟史（2），嗜酒史（1），体

胖(1)，消渴病史(4)等。将患者所具备因子的计量值与相应权值相乘，再累加，即得出累计积分(Y)，其值越大，预后越差。

五、中西医结合诊治方案

中西医在诊疗路径、治法理论等方面的结合有程度或主次的差异。可以系统思维为主，重点采用中医理论，计量辨证，确定治法，处方用药；也可以还原论思维为主，突出以西医病理生理探求微观病机，计量诊病，制定诊疗方案；还可两者并驾齐驱，优势互补。就具体某一环节的结合，如在诊断环节，有症征联合量化证的等级计量诊断法，采取将症状、体征等病情资料按程度变化区分为一级、二级、三级，并予以量化，以不同权重反映不同症状、体征的主次，同时亦对实验室检查、检验结果进行计分，采用联合定量方法，将累计计分100分、80分、60分作为病、证的轻重判别依据，可有效规避"检查异常+感觉正常"或"检查正常+感觉异常"等难以统一的矛盾局面；又如治疗环节，中西医药物治疗结合也可有程度不同，允许存在量的差异，具体如下。

中药与西药结合的效果，通过排列组合，有以下可能：1+1=2(叠加)，1+1>2(协同增效)，1+1<2(拮抗)。1+1<2，即疗效拮抗，无结合必要；1+1=2，疗效为简单叠加，但结果有利于消除不良反应，可以结合；若是1+1>2，有协同增效作用，即结合优于单独使用，则可以结合。在结合的形式上，考虑中药与西药各自的比重配置。同一个病证，基于增效减毒的目的，中药与西药给予不同比重的结合。

第二节　中医诊法量化指标及计量诊断研究

(一)脉图分析方法

1. 时域分析

时域分析是指直接对时域水平上的脉搏波波形图及其一阶导数、二阶导数，波形图的时间、幅度、斜率、面积等形态特征进行分析，构造有意义的特征参数，研究特征参数与人体生理病理变化关系的方法。时域分析法结合中医师的切脉经验，在对脉象图进行大样本统计分析的基础上，找出典型脉图的特征参数范围，并确定出相应的脉象脉型和证候、脏腑疾病之间的关系。时域分析包括直观形态法和脉图面积法。

（1）直观形态法

直观形态法是直接分析脉搏波波形图的形态特征，提取特征信息，研究其病理生理意义的方法。Millasseau 等利用个体身高（height）除以 PPG 主波与重搏波的时间间隔（Tbf）构造特征参数血管硬化指数（stiffness index，SI），结果表明 SI 随年龄增长而增加，可以用于评估大动脉僵硬程度。赵彦峰等基于偏最小二乘法对脉搏波传导时间（pulse wave transit time，PWTT）、脉搏波波形系数、主波高度、升支最大斜率、每搏心排血量参数及脉搏波周期等特征参数进行训练建模，得到了具有更高准确度和普适性的血压预测模型。

（2）脉图面积法

脉图面积法是以脉搏波形图面积变化为基础提取特征参数的一种方法。罗志昌等基于压力脉搏波提出了一个以脉搏波图面积变化为基础的脉搏波特征量（K），其变化可以反映血管外周阻力、动脉管壁弹性和血液黏性等的变化，而后又证实脉搏波特征量（K）同样适用于容积脉搏波。

目前时域分析应用最为广泛，特征参数的提取比较简单直观、易于理解，研究所得出的结论生理意义较为明确，容易被大家接受和认可。但是，在时域分析中所提取的特征参数，往往只利用了脉搏波波形中的几个点或某一段波形信息，并没有完整地反映脉搏波的全部信息。为克服这种分析方法的弊端，许多研究人员尝试应用频域分析方法处理脉搏波信号。

2. 频域分析

频域分析是物理学中分析周期性波动信号的一种常用方法。通过对时域水平上的脉搏波波形进行快速傅里叶变换（fast Fourier transform，FFT），将脉搏波信号从时域变换到频域，观察振幅、相位在频率上的变化，提取特征参数，找出脉搏波频谱中包含的人体生理病理信息，频域分析包括功率谱分析和倒谱分析。

（1）功率谱分析

功率谱分析是指将时域脉搏波信号经过快速傅里叶变换成频谱图，通过比较频谱图上不同的频率峰分析脉搏波。瞿诗华等同时提取了 PPG 信号时域特征参数和幅值谱特征参数，利用这些特征参数建立了适用于高血压、正常血压及低血压人群的血压计算模型。

（2）倒谱分析

倒谱分析是指对脉搏波信号的傅里叶变换频谱取对数后，再进行 FFT 得到复倒谱，分析提取脉搏波信号中的生理病理信息。黄镭等应用倒双谱分析提取了压力脉搏波信号的 3 个特征参数，能够有效区分吸毒者和正常人脉象信号的差异。

频域分析充分利用了脉搏波信号的全部信息，能够区分波形曲线的细小变化，可以获得时域分析中无法得到的特征参数，常常用于中医脉象的研究。不过，频域分析计算相对复杂，得到的频谱结果比较抽象，特征参数代表的生理意义不是很明确，难以用传统病理生理学知识解释。频域分析法是在对函数空间中的周期信号进行分析的基础上建立的研究方法，采用频域分析法已得出了一些研究结果。但是由于脉象图形常常发生瞬态突变，是非平稳信号，并不满足傅里叶变换所要求的平稳假设和叠加原理，所以至今为止脉象图形的频域分析法研究受到很大限制，只有一些局部的成果。

3. 小波分析

小波变换分析法是一种新兴实用的信号时频分析方法，简称小波分析。小波分析可在信号的不同部位得到最佳时域分辨率和频域分辨率，做到高频处时间细分和低频处频率细分，满足时频信号分析的要求。这种独特的能力使小波变换成为分析脉搏波这种非平稳信号的有效工具，可以同时提取脉搏波信号时域和频域特征值。

脉象信号是生物电信号中的一种，它在时、频域都具有良好的局部化特征能力，具有非线性和非平稳的特点，且主要频率范围较小。在以往的研究中，最常用的信息分析方法主要为时域或频域分析法，但是这两种方法在研究中并未取得理想的结果，主要是因为这两种方法不能同时被采用。小波变换具有良好的时频分析特性，并且在处理脉象信号非平稳非线性具有优势。因此，我们利用小波变换的特点对脉象信号进行分解，在实际分解过程中，主要是将信号在各种尺度上分解为两种信号，即近似信号(低频率)和细节信号(高频率)。

在生物医学领域采用小波变换工具的时频分析法已取得了突破性的成果，并已在临床实际中广泛应用。如在心电图(electrocardiogram，ECG)中对 P 波、QRS 波群的分析中应用小波分析法，解决了信号的非平稳问题，降低了信号的检测难度，为临床判断提供了可靠的重要依据。特别是通过应用 WT 的有效滤波去噪功能，较好地获得了通常 ECG 观察不到的能量集中在 50~250 Hz、幅度小于 25 μV 的心室晚电位 VLPs，大大地提高了 ECG 的谱图分辨率。在脑电图(electroencephalogram，EEG)的分析应用中，采用由 Mallat 提出的基于 3 次多项式样条小波变换方法，成功地从背景 EEG 中提取出了只有几微伏、混于噪声下的诱发信号 EP，为临床诊断神经系统的紊乱打下基础。

小波分析变换还在心音(phonocardiograms，PCGs)信号处理、胃电图(electrogastrogram，EGG)分析、肌电图(electromyogram，EMG)分析、耳声反射(otoacoustic emissions，OAEs)、胎音信号分析、多普勒血流信号分析中得到了

广泛的应用,并发挥了重要作用。

4.高斯函数分析

高斯函数分析法基于脉搏波形成传播理论,建立相应的脉搏波模型,分析研究脉搏波包含的生理病理信息。钱伟立等将脉搏波主波、潮波和重搏波3个特征波用3个高斯函数(钟形波)表示,这3个高斯函数分别称为钟形主波、钟形潮波和钟形重搏波,每个高斯函数均由3个参数决定,即幅度 Vi、时间 Ti 和宽度 Ui,这3个参数能够反映正常人群的年龄阶段,并且可以用于区分正常人群和心血管疾病患者。

5.三维脉象图分析

三维脉象图分析是将脉波图和指压—指感趋势图结合起来,形象描述脉象信号在不同取脉压力下谐波随时间的变化,体现了脉象信号整体的变化规律,减少了个体特性的干扰,更清楚地展现脉象特征。从信号处理的角度研究了脉象的数学描述方法,并以此方法为依据探索了不同取脉压力下的脉象特点及变化趋势,设计了一种基于傅里叶级数的中医脉象信息三维显示方法。

(二)计量诊断技术基础研究

创新性地提出了中医诊疗规范化的目标和思路。规范名词术语,构建了中医主诉语料库;提出了通过数理统计方法、关联规则研究方剂、药物、药对与症状、症对、证素、证型、治法的对应关系,剂量配比与功效的关系,佐助与佐制对治法增效与制约的量化关系的思路和目标;确立成为证素的条件;提出了发现经典理论盲区、偏倚的观点;创新中西病理关联模式。创新性地提出了症状组合诊断贡献度的评价策略和症状诊断贡献度三分类法。提出症对、症队的概念,症对、症队的增益、叠加和减损问题,症征联合计量诊断法及病证程度(预后)的计量评价模式。指出构建主诉诊疗体系和基于主诉的智能诊断的思路及基于主诉的诊病辨证临床路径,创新提出"证素对",解决了症-证素对应关系问题。

提出了主诉诊疗思想,以主诉为医疗行为的出发点和核心,以计量诊断为手段,以智能诊断为目标,形成了中医主诉诊疗体系,构建了诊断、治法与方药紧密契合的主诉辨证体系诊疗路径。

在中医主诉诊疗思想的指导下,随着信息化、大数据、智能化时代的到来,信息技术、人工智能技术和中医主诉诊疗思想紧密融合,促进了中医主诉诊疗智能化的实现。团队研制了 WF-Ⅲ中医(辅助)诊疗系统,通过多年实践,根据主诉辨证规律,进一步优化成中医智能辅助诊疗系统,增添了基于主诉为中心的智能联想问诊模式。与科凌力智能医学软件(深圳)有限公司联合开发了"博医理"中西医辅助诊疗系统,该诊疗系统目前已在晋江市中医院、佰年颐堂互联网医院等中医院推广应用,反响良好,研究成果达到了国内领先水平(将在后面章节介绍)。并将 Meta 分析、Quadas 评价表等循证医学方法应用到中医诊断领域,阐释了中医血瘀证、痰浊证与冠心病患者冠脉造影的相关性,开创了中医循证诊断这一新领域。

第三节　中医疾病证候本质及防治机制研究

本研究方向是在中医传统辨证的基础上,应用现代临床检测、系统生物学、生物信息学等前沿科学技术,深层次、多维度、系统地探索中医辨证规律,以阐明中医证候本质,明确中医疾病防治思路与机制。

一、基于临床的中医证候实质研究

本研究方向应用微循环、心功能、舌苔脱落细胞、生物化学、细胞化学、放射免疫学、基因组学、蛋白组学、代谢组学等现代检测与系统生物学研究技术,从整体—细胞—分子等多个纵深水平对心脑血管病证、风湿免疫病证、代谢性病证所涵盖的机体内在变化规律及生物学基础进行系统、深入研究,以阐释中医证候本质及其防治机理。

本研究方向首次明确冠心病心血瘀阻证存在遗传倾向,冠心病心血瘀阻证的形成与免疫反应、血小板参与凝血反应的亢进,以及影响血小板形态变化的因素、血小板间/血管内皮细胞与血小板的黏附迁移关系密切。本方向发现 MEF2A 基因、血管紧张素转换酶基因是早发冠心病血瘀证的易感基因。该项研究获国家自然科学基金项目 4 项,发表研究论文 7 篇。

二、基于实验动物的中医证候实质与防治机制研究

基于疾病临床证候本质的研究基础,本方向开展构建病证结合动物模型研究。先后构建了冠心病心血瘀阻证动态演变过程的实验动物模型、缺血性脑卒中病证结合大鼠模型、风寒湿痹证病证结合大鼠模型、心力衰竭病证结合大鼠模型、肥胖症肾虚大鼠模型、2 型糖尿病气阴两虚证大鼠模型等多种病证结合动物模型,在体、离体时从脏器、组织、细胞和分子水平揭示疾病中医证候的形成、发展和变化的病因病机,诠释疾病中医证候的科学内涵。

　　基于成功建立的病证结合动物模型技术平台，明确丹龙醒脑方促进脑神经发生的生物学机制可能与其调控 Wnt/β-catenin 通路有关；研究健脾补土法组方对血脑屏障、脑组织细胞外基质（extracelluar matrixc，ECM）的保护作用以及对基质金属蛋白酶及其抑制剂（TIMPs）、纤溶酶原激活物（PA）及其抑制剂（PAI）表达的影响，初步明确健脾补土法保护 ECM 可能与其调控 NF-κB 通路密切相关。

　　基于以方测证理论，明确了阿霉素诱导的心肌病心力衰竭大鼠模型可能是心阳虚证，冠脉结扎诱导心肌梗死心力衰竭大鼠模型可能是瘀阻心脉证，Dahl 盐敏感性高血压心力衰竭大鼠模型可能是心气阴虚证。本研究方向获国家自然科学基金项目 10 项，发表研究论文 72 篇。

三、脾胃学说源流梳理及脾虚证证候实质的现代研究

　　证候理论是祖国医学有别于现代医学的一个突出特点，其融会贯通了阴阳、五行、藏象、气血精津、病因病机等学说，同时又涉及了中医临床诊疗的各个环节。由于证候学在中医药理论框架中的重要地位，证候机理的突破必将带动中医药理论和实践的整体突破，具有重要的科学意义。辨证论治是中医学的一大特色，是中医学的精髓，是理法方药的基础，探索辨证论治规律的奥秘在于揭示证的本质。证是中医治疗疾病的根本，也是中医的核心和精华所在，对证的认识和深化，必然促进人们对中医的认识和深化，也必然促进中医疗效的提高，因此开展对中医证型本质的研究具有非常重要的意义。虽然利用现代科学技术对证型研究已近 40 年，取得了一些进展，但由于中医证型繁多，临床中往往是多个证型杂合而至，且每一证型变化多端，使人们对证型的认识仍较局限，目前研究较多的是脾虚证及肾虚证等单一证型。人们对事物的认识过程是由简单到复杂，由单方面到多方面，由特性到共性，对中医的证型研究也必然遵循这一规律，因此对脾虚等单一证型的认识和深化，可以加速我们对其他证型的认识，也可为研究其他复合证型提供思路及方法。脾虚证作为中医脾胃病的常见及主要证型，对其认识的深化必然促进中医脾胃学说的发展。

　　重点实验室基于脾胃学说的概念与源流，追溯脾虚理论的起源、发展，明晰了脾虚理论的现代科学研究思路与方法。参考脾虚证已有的诊断标准，探讨了是否可以纳入新的诊断（症征）指标，建立新的脾虚证临床诊断标准。根据中医病因学说建立了脾虚证动物模型，采用以方测证法验证模型的准确性与可靠性，以此开展脾虚证基础实验研究和健脾方药药效实验研究。基于机体物质能量代谢基因差异表达阐明了脾虚证的证候本质。

第四节　科凌力 CDSS 的应用与研究

一、CDS 的简单回顾

临床辅助决策（clinical decision support，CDS），从属于人工智能（AI）范畴。AI 以信息技术为依托，以模仿人类智能方式作出反应的计算机程序为灵魂，CDS 便是计算机方法模拟医生实现诊疗的信息过程。CDS 的原生目标是试图模拟医疗领域最有难度的临床思维。起初，对临床思维计算机化的探索，与数学计算、博弈方法、图形处理、判断预测等一系列前沿智慧问题，共同形成原生动力，推动计算机的产生与发展，也是计算机传入中国后最初始的应用研究领域。

20 世纪 70 年代末期，微型计算机的应用在中国逐渐深入。拓展什么样的应用方向是计算机相关研究机构的职责所在。这中间，与中医相关的 CDS 占据绝对重要位置，主要因为中医有中国特色，挑战性强，边界条件清晰，且没有过不去的技术障碍，容易产生广泛的正面影响等。在中医领域，被认为最早研发成功的临床辅助决策系统（clinical decision support system，CDSS）"关幼波肝病诊疗程序"，时称"中医专家系统"，主要以专家经验为决策依据；经验是知识的个人认知规则，早期计算机表达为产生式规则，其技术实现部分由中国科学院北京自动化研究所担纲，1979 年 1 月投入使用。此后数年内，全国各地有近百个中医专家系统通过技术鉴定，以成就个人经验为特征的 CDS 模式，迅速掀起中国 AI 史上的第一个高潮。

比中国中医专家系统研发时间更早的国外西医 CDSS，出现在 20 世纪 70 年代中期，由美国斯坦福大学研制，称为 MYCIN，功能是协助医生在 51 种病菌范围内诊断治疗细菌感染性疾病。随后，美国匹兹堡大学的 QMR、犹他州大学的 ILIAD 等临床过程完整的 CDSS 相继出现。这些 CDSS 与中医专家系统的最大不同点在于：不以个人经验作为系统规则，而是依靠学术共识。学术共识来源更广，知识量更多，适用面也更广，也造成知识的组合关系呈爆炸式增长，不断突破计算机的能力边界，因而引起驾驭知识的规则与方式发生变化，能够更好地同时容纳知识与规则的知识库日趋成长，犹他州大学的 ILIAD 系统即是较早期进入医学知识库范式的典范。

知识库范式 CDSS 也在当时的中国异军突起。1979 年 9 月在长沙通过鉴定的"中医数字辨证机"，是湖南中医学院朱文锋教授与湖南省计算技术研究所共同的工作结晶。该辨证机基于朱教授研究创新的"证素辨证"体系，一是将中医临床辨证推进到 AI 技术前沿；二是使古老的中医辨证能符合计算机的模拟表达。中医数字辨证机以共识知识覆盖了中医所涉及的主要范围，不再受限于特定人、特定专科或专病范畴。后来朱教授进一步完善系统，推出了"WF 文锋－Ⅲ中医诊疗系统"，其设计原理、技术路线、好用性、实用性、推广效果等多方面，均不弱于美国最优的 CDSS。

二、演变中的 CDS 概念与基础

CDS 的初心是用计算机方法模拟医生完整的诊断治疗过程，这中间必然包含临床的长逻辑链连续决策问题。随着计算机的广泛普及，CDS 的原生需求也不断扩张，长逻辑链连续决策的规则与知识组合爆炸，迅速将系统研发难度推进到难以逾越的瓶颈状态，从而迫使 CDS 的概念也在因应变化，变化的依据点是 CDS 存在与运行的法律限制是不能替代医生，只是辅助医生。若以"临床辅助"为要件，则完全不必高难度的人工智能支撑，完全可以向低技术索取支撑，研发工作也就无须执念于与长逻辑链模拟捆绑的一体化 CDSS，而是将辅助需求分解到大量离散的临床环节上，单兵作战、各个击破，而传统情报检索的概念，正好可以满足这种 CDS 的需求，简单、现成、实用。比如，诊前 CDS：在诊断、用药、手术之前查询诊疗指南，提示医生判断的可能性、鉴别要点、治疗方案、手术要点、术前检查等；诊中 CDS：提示药品适应证、药理、药效，手术并发症，术后综合治疗、评估方法等；诊后 CDS：查询患者病情与既往医疗信息、与临床研究的相关资料，以比较、发现可能潜在的健康、规范、评估问题。

CDS 若通过文献查询实现主要的辅助功能，就偏离了 AI"模仿人类智能作出反应"的初衷。在这个过程中间，除得到参照性的文本资料辅助外，医学的过程逻辑与判断问题，仍由医生依据自己头脑中的知识与规则去进行关联，也就排除了 AI 依赖于医疗逻辑规则的价值。起初，计算机程序方式实现 CDS 是依据抽取出来的规则；"辅助"概念改变后，人们利用情报检索实现临床辅助，其规则就没有必要被单独抽取出来进行应用，规则的逻辑问题，要么仍存在于检索出来的文献中，用到了文献即用到了规则；要么由医生对照资料执行规则判断，除了提高查询的利用率外，医生的工作没有减轻，思维也没有扩张。

三、CDSS 的主要技术基础

回顾性的 CDSS 技术基础有三个要点：一是知识的可解析程度和可重构性质；二是不同属性规则的融通表达方式；三是符合规则并可因变随机的长逻辑链结构。3 个要点在 CDSS 中是存在于什么地方？对既往中医专家系统，存在于产生式规则中；对检索模式，存在于引用文献和医生头脑中；对 ILIAD 和文锋Ⅲ系统，存在于系统的知识库中。

新时代 CDSS 的技术基础是什么呢？2016 年 AlphaGo 开启了中国 AI 的新起点，"深度学习"成为 AI 最主要的技术路线，医疗界自然追随其后。2017 年 IBM Watson 肿瘤辅助诊断系统作为最具代表性的 AI 产品进入中国 21 家三级甲等医院，这直接将 CDSS 推进到临床实践和商业应用阶段。但是，仅约两年，Watson 就退出中国临床应用。此后，各种分析评论五花八门，而我们认为主要原因在于，"深度学习"没有按 AI 初心实现 CDS，将 AI 概念替换为"深度学习"，未能顾及临床的长逻辑链连续决策的需求问题。

当前深度学习的技术实质是相似性多点匹配。比如 Watson 解决临床问题，就是将病患的多种特征点输入系统，在系统库中去匹配特征相似点多的高可信度病案，再用病案中的治疗方法作为疾病的推荐方法。由此可见，深度学习对解决静态问题还是很不错的。问题是患者的疾病不是一个静态问题，临床所要求的 AI 技术实质，除了相似性多点匹配外，还必须有一环扣一环的长逻辑链连续决策。比如深度学习能做到相似性多点匹配，却做不到长逻辑链连续决策。因此 CDSS 不便以深度学习为主要路线。科凌力 AI 走的是结构化知识库路线，好处是既能做到相似性多点匹配，又能实现长逻辑链连续决策。比如，临床从主诉开始，20 个汉字以内的主诉可以得到 1~3 个病情要素，然后建立疾病印象，再从疾病印象追踪其他病情要素和检验检查，最终得到可能性比较大的诊断结果；诊断之后的处置矢量思路、用药处方、医嘱保健、随访评估等，中间每一个步骤都是经过医学逻辑的关联，而这一切都只能通过设计特别恰当的知识库去实现，没有办法仅凭相似性多点匹配实现。

四、CDS 的工程性环节

深度学习之所以能够折服 AI 领域，是因为它能够通过算法方式，自动地从领域性大数据中获取一个稳定的结构化数据构型。稳定的结构化数据构型也可以不用深度学习方法，而是直接用数据库方式人为建立，可称为结构化知识库。这在技术的先进性上比不上深度学习，但是在符合 AI 的创造初心及应用的设计完备上，或许能更胜一筹。科凌力走的就是知识库路线。

知识库自然属于知识的稳定表达。目前医疗领域可见的知识库分为两种：一种是文献型，一种是结构型。文献型知识库的基本构型是文档形态，具有基础广泛的认知群体，符合传统的表达与阅读习惯，谋篇布局水到渠成，可以不拘一格地组织和展开主题性描述、解释、收集、分类、索引、查询等，荷兰的 UpToDate 当属此类。结构型知识库的基本构型是元素化+可重构形态，一种经过设计的动态建构而产生认知，并不为人们所熟悉，但具有单义性元素的规范，语义表达精准，形成字典支持的结构、可操作等工程特性；在能力方面，除具有文献型知识库的能力外，还可以通过位置+关系+层级进行定义，能够进行多维度描述等；美国犹他大学 ILIAD 系统当属此类。

科凌力建构结构型知识库，依据的是共识文献，包括国家标准、临床指南、诊疗常规、规定教材等。科凌力认为，从文献到文献型知识库，再到结构型知识库，相当于从学术治理体系到融入学术治理的知识工程体系，科凌力知识工程体系的建立需要经过 18 个步骤的工作环节：定题、优选、收录、梳理、复核、标注、归档、拆分、界定、聚类、分层、字典、属性、联接、先验、整合、平衡、迁移，最后在临床 AI 辅助系统中运行。正是这个过程，实现了从医学学术体系到临床应用体系最重要的中间环节：基于元素化的可重构工程体系。

五、科凌力 CDSS 的整体开发方案

（一）开发基础

1. 中医 CDSS 需要依托西医 CDSS

撇开做课题、写文章等目的，一个能够在临床上被良好应用的中医 CDSS，比纯西医 CDSS 的开发难度要大很多，原因在于西医的"法权"地位更高，当法官处理医患之间的法律纠纷时，其判断证据一定是以西医描述为准则，若以医院临床为要件，中医不能彻底脱离西医而独立存在，这就是说，要做好一个中医 CDSS 必须同时推进一个等量齐观的西医 CDSS。

2. 中医 CDSS 与西医 CDSS 合并开发

中医与西医是当今两大最完整并且都有理论体系支撑的医学体系，CDSS 的合并开发的条件是，找出两者在临床上的共通性，同时保持各自的学科个性。这将体现在科凌力 CDSS 的操作中。

（二）开发目的

科凌力 CDSS 研发思路与系统架构，主要承袭 20 世纪中国中医专家知识库领军人物朱文锋教授的 AI 路线及美国犹他大学医学著名专家系统产品 ILIAD 的 AI 设计原型。基于对医疗业务的深入理解，决定从整合权威文献、循证依据入手，基于临床电子病历，利用信息化和人工智能技术，建立涵盖中西医的知识体系，融合中医、西医、诊断、处置、中药、西药、保健护理、数据分析等多学科专家知识，携手专家群体完善慢病管理服务的运行机制和中西并重的全科医生培训体系，使区域医共体慢性病患者能够得到连续和高效的慢病诊治与管

理服务。

(三)开发能力

能力追溯：科凌力项目开发的能力，是经过长期积淀形成的。科凌力长期以医学人工智能为主要目标，科凌力主创人员在医学 AI 领域历经了两次 AI 高潮，一直在 AI 一线专注于医生全病域诊断与临床全过程，形成了"思想→原型→设计→理论→技术→研发→产品→商品→市场"完整链路，始终立足于医疗 AI 思维仿真赛道的最前端。科凌力知识库是一个临床的功能性系统，从医学学术开始，经过临床应用，最后形成病历，这些都是科凌力长期积累形成的优势。

(四)系统性要求

CDSS 的核心是建构一个基于知识库的临床辅助决策系统。

1. 对知识库的要求

本项目知识库是系统核心。知识库不应该只是一个标准性文档的集合，而是以"疾病指南"和"国家规范"为基本体系，加上循证医学组获取的"循证证据"，用来实现、表达、提升本项目临床结论的可信度，最终形成一个可以从任何维度描述中西医临床状况的工作体系。

2. 全面整合性功能要求

知识库工作体系针对疾病业务范围，其功能要能覆盖诊断、治疗、管理；应用场景主要在医共体的基层医疗机构，能同时起到服务基层、研究基层、赋能基层的作用；同时符合学术性、实用性的要求。

3. 知识库扩展功能

知识库系统必须符合基层临床工作的开展，其中病史、体征、检验、检查等病情采集信息能够被归类，归类具有可持续性，临床金指标能够被明确体现；整个知识库应用的全过程必须行为有效、过程规范、业务标准、经验可总结、统计可核查，满足临床管理方面的基本要求。

4. 病案库要求

病案库是医院的自身行为记录和产出成果，病案质量受到特别关注。此项目对病案库的要求是，一旦项目进入基层临床应用后，能在临床过程中产生病案库，其中绝大部分病历必须是优秀病案。因为病案的质量直接说明医院的质量，并且好的病案支持后续科研和教学的引用，支持临床管理，支持有统计意义的质量控制。

（五）达成目标的创新思路

中医 CDSS 只能运用人工智能技术实现，这也给我们展现了一个宏大的需求新方向：一揽子解决一个包罗临床万象的大系统问题，然而这种问题的难度不仅在于创新技术与技术组群的结构问题，更在于驾驭这一切的理论创新问题。解决问题的相关思路如下。

1. 人工智能的路线选择

基层的临床问题，不能通过相似性文档匹配推动求解，因为文档匹配不适合解决不断变化着的生命过程问题，所以"大数据+深度学习"路线不适合本项目，而必须采取"知识库+临床仿真"路线，以深入疾病的个性化表达，追踪病情的衍化过程。

2. 分布式字典

结构化是电子病历基本问题，因为临床知识表达的管控、临床信息统计的依托均基于结构化；结构化更是支撑医疗 AI 技术发挥作用的支点。解决上述诸多问题的统一办法，就是设计并运用好分布式字典。

3. 规则化的语义网是支持知识库的基本架构

分布式字典之间与字典中的术语（词条）之间的相互关联、层叠互见、纷繁交叉，依照诊疗常规的规则关系（语义）进行排列，就构成了知识库的基本架构，简言之为语义网络。

4. 临床决策引擎

临床本身就有强烈的决策驱动力，驱动决策的前置条件包括规则和依据，借助软件的流程技术，展现为临床应答和选择。决策引擎是基于复杂的业务逻辑和规则进行分岔和关联，形成不同路线递进运算，最终输出决策结果，继续进入下一步决策。决策边界和结果都在知识库范围内，为医生提供参考指标、扩展思维范围、形成模拟路线、动态配置吻合医生思路的临床资源，形成 AI 服务。

5. 长逻辑链连续决策

一个临床过程一定会包含多个逻辑转移节点，通过一个 AI 性质（多点匹配）的搜索是无法实现全过程的。我们基于多字典语义网的知识库，可以网罗基层各种不同的临床过程需求，通过决策引擎驱动从上一决策节点走向下一决策节点，实现过程的连续性。

6. 随机业务流程重组

俗语说"条条大路通罗马"，在临床上一次诊疗也可以有不同途径。AI 辅助不能只设定一种路径,它一定要根据医院、医生、基层机构不同的偏好和条件,设定临床流程。这种哪条路径都能走通相关资源调用的方式,我们称为随机业务流程重组。

7. 流程化复诊与随访评价体系

随访评价一定需要针对每一次诊疗。我们把评价体系放入诊疗流程中,每一次复诊都对上一次诊疗进行评价,评价就与临床过程紧密结合,使临床质控依据唾手可得,更能提高医生临床的质控意识,使质控深入临床过程中,而不仅仅是事后质控。

8. 多学科协作治疗

对任一组临床判据,分别同时从数十个专科视角进行扫描判断,即是多学科协作(multidisciplinary team,MDT)治疗。这是知识库+临床仿真即我们的 AI 技术特有的技术能力。

9. 医疗领域的自然语言识别

任何医生总有个性和地方特征,也必然在撰写病历时表现出来、五花八门。医生撰写病历的个性特征在我们的知识库系统中,必须被识别为系统使用的规范语言(术语)。所以,我们为此专门做了医疗领域的自然语言识别,并需要在应用过程中不断完善。

10. 所涉及的理论性内容

本项目所涉及的理论性内容包括疾病模型、涨落、边界、分岔、疾病叠加、过程不可逆、过程不可重复、要素共生、诊疗试错、机体容错、数据冗余。

六、科凌力 CDSS 的业务开发路线

(一)CDSS 的医疗服务岗

1. 基层门诊岗位

本项目需要符合医共体基层门诊岗位的需求。基层医疗有兜底的功能需求,本项目在辅助医生临床诊治方面,需要能够对患者兜底甄别、诊断、治疗,尽量在本地解决患者病痛,达到基本上不必转诊的效果。

2. 基层门诊支持岗

基层门诊岗位,主要关联到检验检查数据、药品药库、随访与临床评价、转诊数据、统计数据、临床课题设计等内容。中西医知识库系统与相关支持性岗位,主要通过知识库系统与医院基础信息系统的对接来实现。

3. 基层医生信息管理

作为基层门诊的责任人,基层医生的资料包括姓名、岗位、联系方式、所

属部门等，来源于医院基础信息系统。

（二）CDSS 的患者信息

1. 患者索引

本项目的患者的基础信息应该来源于医院的基础信息系统。在知识库系统内，通过患者索引管理患者，可以实现患者目录单元的新增。患者索引关联病历，需要能够实现同一患者的同一疾病的初诊/复诊关系的层次排列。

2. 病情信息

医患交互的患者病情信息，在本知识库系统内需要能够进行录入及增改，同时也需要能够从医院基础信息系统链接过来，然后进入知识库系统。

3. 处方信息

患者的处方信息，包括处方的快速生成，在知识库系统中是属于长逻辑链上的一个环节，可由 AI 方式引导西药处方、中药处方、中医外治处方、保健处方承续上位逻辑，医生选择后由系统生成。处方应在病历之中，与病历一同存储。

4. 病历信息

本知识库系统自动记录医生的操作过程，然后自动形成病历。病历书写需要符合国家规定的病历格式，内容包括主诉、现病史、既往史、体格检查、辅助检查、临床检验、中医"望闻问切"、西医诊断、中医诊断、西医治疗、中医治疗、保健处方等。病历中原本用自由文本记录的主诉、现病史等，仍然以原始状态保留。

（三）知识库构建

1. 知识来源依据

建构知识库的知识源头，我们不主张从医院现成的病案中提取，因为原始病案没有经过挑选、整理和权威认可，质量不可靠不稳定，建议用循证医学证据。但是，循证证据的设定，是为解决临床判断中的某些具体问题，并呈随机或离散状态存在的。本项目知识库系统不是简单的文档查询库，而是复杂的关系呈网状关联的知识库。这就需要有知识体系，而知识体系一般存在于权威著作、国家标准、疾病指南中，所以知识库的知识来源，本项目规定主要从疾病指南、诊疗常规等标准文献中来。

2. 知识元素化

中西医知识库的基本建构材料，是将上述标准知识文献进行元素化处理，即按元素方式对文本进行分拆。此处元素既表现为医疗过程中术语，又构成知识数据库中的词条。知识的元素化处理类似于大数据过程中的标注，只是更全面、更复杂、难度更大。元素是知识体系中的最小构成部分，在本系统中可以规定其形态：不再分割或组合表达，其服从约定俗成的或由系统规定的概念，仅当作元素并且调用灵活。

3. *知识语义关系依据*

知识文献被元素化以后，文献中的临床医学知识规则也无所依附。但是知识规则会以另一种方式被承续下来，即将知识元素建构成知识库，元素必须按知识规则建立相互关系。若元素(术语)是语言要素，元素与元素之间的关系即是语义关系。在中西医知识库中的语义关系，即是我们前面从知识文献中抽象出来的知识规则。依照知识规则，我们就可以将知识元素建构成网状知识库。

4. *知识库边界*

为本项目知识库所涉及的范围。任一病种总是有密切关联和性质相似的疾病，漏掉它们会影响此病种的判断，需要纳入进来，可称作一个病类，其关联的诊断、治疗、保健、药品、方法、过程等，一并构成此中西医类的边界。

5. *知识库建构工作*

需要完成的知识库建构基本环节包括定题、收集、梳理、拆分、界定、层级、属性、规则、关联、迁移等工作，形成以字典为结构框架的语义网知识库。语义网知识库作为临床应用的知识环境，即人工智能辅助决策的先决条件。

(四)服务流程

1. *系统服务方式*

本项目采取 B/S 架构、云端服务，以终端方式进入基层医生桌面，满足医共体多个基层医疗机构的强运算需求，满足非线性仿真决策，临床各环节系统均用 Web 窗体体现，窗体承载临床各环节要素，体现业务内容，同时以 AI 方式为医生传递步进式导航指引。

2. *病历查询*

本项目对接到医共体 HIS 的患者病历信息可进行查询，也可直接在本知识库系统内进行患者信息的增加查询。医生临床中调用患者信息查询，患者名为主索引，以患者所患不同疾病、不同疾病的复诊、疾病发生时间等为辅助索引。

3. *临床服务*

本项目需要能够完成完整的门诊临床服务流程，能够分别在中医、西医、中西医结合 3 种流程中辅助医生的工作，步骤为主诉、病史、检验、检查、印

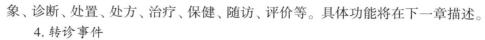

象、诊断、处置、处方、治疗、保健、随访、评价等。具体功能将在下一章描述。

4.转诊事件

本项目主要是一个院际关系对接问题。根据相关多方的需求与许可协议，设置转诊条件，本项目技术上可以做到自动触发转诊事件。

（五）项目主体功能

中西医知识库在医生桌面上，主要是以临床为目标的网格化病历形式呈现；其在网格病历后台的支撑，我们若用规范的术语表达，这就是"决策引擎"。网格化病历与决策引擎是从应用角度对中西医知识库主体的体现；而本项目 AI 系统的全部功能，将在下一节用表格方式密集表达。

1.网格化病历

知识库是临床过程的后台支撑概念；而临床业务表达的可记录特性，均体现为病历操作过程。网格化病历是本项目的主流程和 AI 能力的重大特征，它集中表现在中西医知识库系统的功能操作中，完全不同于模板化病历，功能强大不止数倍。

网格化病历前台 UI 交互设计是按临床逻辑集合的全部流程节点，形成不同的分布结构；后台支撑由流程逻辑+知识字典+决策引擎构成，医生临床的每一步都可以得到辅助。

网格化病历由字典支持、用窗体表达、依流程设定，执行网格节点的 UI 操作，病历记录从每一步临床过程相对应的窗体操作中获得，最后内容按政府规定的病历格式成形，包括主诉、现病史、过敏史、体格检查、辅助检查、临床检验等，中医"望闻问切"等，自由记录文本仍然保留。

网格化病历不采取文本编辑模式，而是通过 UI 窗口操作知识库字典中具有语义关联的术语，医生可直接从医学逻辑进行增/删。此状态下，医生操作撰写或纠错，都受到诊疗常规的支持。

鉴于当前医生都习惯于病历模板，也希望得到更简便、更有效、更灵活的临床病历撰写方式，网格经验可以达成该目标。基于网格化病历的网格化经验，可实现类似于模板的固态调用，同时也可随意修改调整。从优质病历转化为网格经验，可一键生成，结构包括：自由记录、临床判据、诊断、中医理法方药、西医检验检查、处置处方、保健方案等，使用上可一键调用。

2.决策引擎

本项目决策引擎以 AI 后台方式支撑网格化病历系统，在临床辅助医生的过程中，实现长逻辑链的连续决策，整个过程应该包括：基层门诊→人群筛选→

咨询量表→基本要素(病史/体征/检验/检查)→判断量表→诊断→西医优选治疗(处方)→中医优选治疗(处方)→保健处置建议(处方)→并发伴发疾病→转诊建议。

七、科凌力 CDSS 的功能体系

(一)医患交互记录自然语言识别

1. 目的

AI 机制并不能处理自然语言,需要将自然语言转变为系统语言。

2. 过程

医生在临床诊疗过程中,首先是在与患者交互状态下记录患者描述。病历无论是手工录入还是调用模板,都属自由文本。病历内容的形成,经过了医生个人专业特长的重构,同时也随患者主观想法、情绪变化、认知水平发生改变,最后得到一个自由文本。此文本需要经过 AI 识别,才能变成符合系统标准的临床要素,包括症状、体征以及检验、检查、疾病名称等。

3. 方法

设定病历文本输入页面,将输入内容通过 AI 甄别,自由描述对应转变为字典中的词条,称"甄别器"。甄别器对病历文本按规则进行分段和截取,截取的文本对照字典进行识别与理解,形成字典为依据的后结构化关键词(词条)列表,这个列表就是 AI 决策判断的对象。

4. 问题

能够对应字典的内容,称为有效语料,否则是无效语料。若甄别器遇到未能识别的无效语料,并不能扔弃,很多情况下以后还可能被转变为有效语料,则以未穷尽数据保存下来。临床上真正不能起作用的语料,也需要形成受控处理的规则,比如弃用字典。

(二)病历的前置分析工具

临床过程最终是形成病历。

国家对病历录入的规范要求:以主诉为起始点,然后接续现病史、既往史……这种病历录入方式适合起病单纯、条理清晰状态的病患,继而以"小开口、深挖掘"的严谨学风推进诊疗过程。但是,临床并不总是这种状态,很多情况是患者陈述主线并不清楚,往往似是而非,掩盖了重点。有些医生不适应这种方式,本系统在规范病历方式之外,另外设计了一种前置分析工具来解决相关问题。该工具有中医辨析特点，将自由记录下的文本按标点截取，自动列表到整理区；医生从整理区分批选择主题相近的内容群，转移到待分析区；系统将待分析区中的内容识别为字典支持的要素（临床判据），由决策引擎进行推导，进入系统正常过程；之后执行下一批选择……临床伊始便是诊断思路的不断分岔，前置分析工具可以稳定诊断走向。

（三）网格化交互式门诊病历

1.解决模板病历的交互问题

当前流行的模板病历的弊端：限制医患交互；单病模板不适应病情变化；违反医学逻辑；造成病历冗余；浏览费劲且容易出错；可导致病历与临床脱节等问题。因此采用网格化病历可解决模板病历的一系列问题。

2.网格化病历定义

决定网格化病历形态：一是字典，作为术语（知识）的结构化载体。二是流程，蕴含于诊疗过程。形式上，流程每一个环节均对应一个字典支持，用一个窗体展现。术语在流程中环环相扣，整合为个性化的临床表达。三是 AI 技术，窗体之间术语的流程性衔接依靠 AI 技术触发。流程借窗体来实现，相互接续的每一个窗体，均借 AI 决策引擎推动，为医生传递符合临床逻辑环节的步进式选择引导，并且以线程并行的运算方式，执行 MDT 治疗机制。简单描述：网格病历=流程重组+标准字典+辅助决策。

3.从网格化病历生成格式病历

临床 AI 网格化病历中的要素来自字典。诊断判据是症状、体征、检验、检查等要素，由医生随机采集；在形成病历时，将要素向国家规定的病历格式归位，如主诉、现病史、体格检查等；中医还需要归位"望闻问切"内容。病历中自由记录文本仍保留。

4.网格化模式有利医生临床灵感

临床过程，医生凭自己的思维框架，首先在头脑中设定攻防，若有语义网知识库支撑，思维空间陡然增大，临床攻防即能沿知识库逻辑链延展，容易开拓思路形成灵感。

5.网格化经验的快速建立

网格化具备将病历转换为经验的先天优势，可实现"一键即成"，包括录入文本、临床判据、诊断、中医理法方药、西医检验检查、处置方案、处方等，同时非常方便个性化编辑和调整。

6.网格化病历的容错编辑方式

网格化病历不执行文本编辑模式，而是基于知识库，操作字典中的具有语义关联的术语。如果医生需要改正错误，直接从语义关联角度，对字典调用窗口进行增/删，同时因为知识库包含知识规则，因此就需要有自动纠错能力。

（四）初诊/复诊与随访评价

1. 初诊/复诊流程

门诊注重初诊，复诊接续于初诊。初诊记录一般较完整，复诊或相当于病程，有时可以简单。复诊需要评价上次诊疗效果，然后决定是否将上次诊疗方案作为本次诊疗方案。总之，复诊条件是准确调用上次病历，所以可以流程化处理。

2. 流程化的随访评价体系

复诊与初诊的病历结构应该一致，只是复诊在接续上次病历前，应该有一个评价处理，表明：患者离院后的生活状况；上次的治疗效果；本次医生拟采用的策略。上次病历和3个评价即构成随访评价体系。随访和评价，常被置于诊疗系统之外，作为另一个判断流程。仅当随访评价加入临床流程，则诊疗循环变得完满，数据链才能形成闭环。

（五）流程辅助功能

1. 随机性流程重组

门诊临床共约20个环节，医生在每次临床中只能用到部分环节。网格化病历涵盖了临床所有环节，临床时可依需要任意接通必需环节，进行流程重组，实现诊疗高准确、病历低冗余、整体省时间。

2. 挂起/回复流程

医生临床，常因临检、外出等急事，需挂起当前患者，继续后面的患者。本 AI 系统设计了"挂起/回复"功能处理此事。另外，医生停止操作一段时间，系统将自动挂起当前患者。若挂起病历在规定时间内未回复，该病历将被自动清除。

3. 检验检查建议流程

本 AI 系统实现的检验检查建议流程，是根据当前疾病要素的检验检查项简单提示出来，不属于实验室信息管系统的功能。

（六）临床3条路线决策引擎

应用本 AI 系统进行临床决策，可以比较自由地在3条路线中跳转。本 AI 系统判断的起点是判据，分别或共同对中医/西医的临床要素产生作用，医生通过按钮可以在 3 条路线中自由而清晰地切换,不会对判断发生错位或负面影响。

决策从"要素→诊断"可以反向关联从"诊断→要素",这种往复互依关系的收敛与发散,构成诊断思维的仿真内核。此后从左到右,总是上一级要素触发控制下一级要素,提示医生选择,形成长逻辑链连续决策。西医、中医、中西医结合,称为临床三条决策路线。下面分别是三条逻辑路线传递方向的描述。

1.西医路线逻辑传递

临床要素>西医病名/急危提示>检验/检查+西药方案+西医处置;检验/检查>检项;西药方案>西药/成药;处置方案(并显示中医处置)>辅助项+中医技法>针方>穴位/部位,保健预防>医嘱建议+食物;医嘱建议>日常建议/运动指导;食物>禁忌/适宜等。

2.中医路线逻辑传递

临床要素>中医病名+中医证型>中医治则>中药方剂>草药;中医处置>中医技法>穴位/部位等。

3.中西医结合路线逻辑传递

临床要素>西医病名+中医证型=中药方剂/草药等。

(七)临床决策辅助功能

1.患者基本信息转换临床判据

部分输入的患者基本信息直接构成临床判据,包括年龄、性别、怀孕与否;体温、血压、心率、呼吸、血糖、血氧;身高、体重、体重指数、腰围、头围、胸围等。各项生命体征和体格检查数据,若超过正常范围就应该成为临床判据,通过自动识别方式,成为临床要素。

2.模板自由文本与网格化经验共存

模板病历受限、呆板、交互性不好,但医生使用方便、随意、习惯。网格化病历有利医患交互时进行调整。本 AI 系统设计了经验模式,既能自由撰写,又能网格化交互,还能像模板一样一键调用。该系统方便、准确、灵活、全面,能满足医生需求。

3.复杂病的分析功能

复杂疾病往往是多个单病种叠加在同一位患者身上。本 AI 系统设计了 A-B 页功能,可拆开要素群,逐病分析,分层叠加,从而清晰地梳理出复杂病的单病种叠加组合状态。

4. 疾病辅助鉴别

医生临床诊疗中，有时容易在最后两个疾病的诊断中纠结。此功能是将两个疾病诊疗常规的词条进行对比，使医生比较容易地发现目标的不同，以帮助其作出选择。

5. 阴性鉴别

阴性鉴别是辅助确认"本证"诊断的判断，其鉴别点在于：与本诊断相似性大的其他疾病判断；逻辑上否定某些条件存在（阴性），形成"反证"鉴别。再简单的表达是，阴性鉴别用以挑选与某诊断相似性大，并且具备某些否定条件的否定判断，以形成反证式鉴别。

6. 临床记录监控

本 AI 系统 Web 窗体层层叠加，可能会相互遮挡。为避免医生漏掉相关信息，我们在最右边一栏上，做了一个监控窗体，任何经医生勾选后的内容，都会显示在监控窗体内，便于医生全面审视自己的临床作业过程。同时，医生对不合心意的内容，可以解除勾选。但若想添加新内容，仍然需要回到网格病历中去操作。

（八）自动病历与快速处方

1. 网格式病历记录方法

本 AI 系统的病历不是源自模板，而是有字典支持、借助窗体表达、依流程设定、用逻辑关联、按网格归类的操作过程，最终自动形成规定格式的病历。

2. 格式病历与判据回写

最终病历成形时，很多术语本身就有分类位置，他们的分类特征不明显，故比较不方便排定判据内容。处理办法是预先将判据词条进行属性标记，然后按规定格式的属性进行回写。回写可以是一个自动过程，在最后病历成型时，原自由文本原封不动地移到病历中；而 AI 判据，则脱去网格形态，向规定的病历格式归位，回写到病历相应的格式栏中。

3. 西药处方

本 AI 系统开发西药处方工具。该工具以本系统与药库对接为条件。医生在临床过程中勾选的西药，可以利用处方工具进行编辑，包括规格、剂量、用法、用量等，最后按格式形成打印处方笺。

4. 中药处方

本 AI 系统开发中药处方工具。有对接药库与不对接药库两种情况。医生在临床处方用药时，可以得到每一种中药的推荐剂量，修改后用处方工具编辑剂数、煎法、服法、禁忌等，最后按格式形成打印处方笺。

5. 中医外治处方

中医外治方法包括针法、灸法、推拿、穴位敷贴等。外治处方目标是向治疗师流转。医生开外治处方，可依据治疗师的特长进行设置。

6. 保健建议

根据当前发展趋势新增的一种处方，包括保健纲要、日常建议、食物与运动指导等。

第四章

方药标准数字化与应用研究

第一节　方药标准化研究

方药标准数字化与应用研究平台由方剂学教学团队负责，团队成员湖南省中医药研究院张水寒任主任，湖南中医药大学袁振仪任副主任，湖南省中医药研究院梁雪娟、刘浩，湖南中医药大学罗成宇、文乐兮，湖南汉森制药股份有限公司刘正清、杨华等为核心成员。他们从方药源头——中药材、中药饮片、中成药生产工艺及质量等方面，进行规范化、标准化系统研究和信息整理，建立湖南省中药资源、常用中药饮片及大宗品种、经典名方的数据库，利用中药指纹图谱技术、中药生产智能设备管理等先进技术，构建中药原料、中间体、成品质量标准体系和生产技术标准体系，实现制药工艺"精密化、数字化、智能化"及中药制药过程全面质量管理，保证中药的有效性、安全性、稳定性、均一性，并为中药材、饮片、制剂生产以及临床应用提供科学的规范标准。

一、方药源头信息整理

（一）湖南省中药资源数据库建设与应用挖掘

2011 年，第四次全国中药资源普查启动，湖南省作为首批试点省份同年启动普查工作。数据收集包括药用资源种类、分布等基本信息，重点药材的种类、分布和数量等信息，收集标本、药材、种质资源等实物资料，进行市场和传统知识调查等，涉及一般品种、重点品种、标本、药材样品、中药材市场、种质资源和中药资源相关传统知识 7 个方面共 312 个指标，上报数据已经超过

180万条。通过应用3S(遥感、地理信息系统、全球定位系统)等新技术,提高了普查的技术水平、工作效率、数据质量和成果服务能力,为中药资源规划管理和生产使用提供了全面、准确、翔实的基础数据,首次实现了湖南省中药资源数据的信息化,为方药数字化应用奠定了基础。

　　湖南省中药资源数据库建设与应用挖掘是湖南省中药资源普查成果信息化工作的基础,是为各种业务应用提供调查成果的基本窗口。通过整合各县级单位的基础地理数据、专项调查表格数据、多媒体数据等中药资源普查数据,实现数据资源的无缝融合和统一,最终建立一个完整的全省中药资源普查成果数据库。从中药资源普查省级成果的应用需求出发,深度挖掘成果数据资源,实现普查信息的快速查询、多样统计、深入分析,并将查询统计成果以空间专题图的形式进行可视化展示。基于全省普查数据的整合挖掘,利用地理信息技术与最大熵等技术,建立湖南省中药材区划体系。图4-1为湖南省中药资源数据库信息管理系统登录页面。

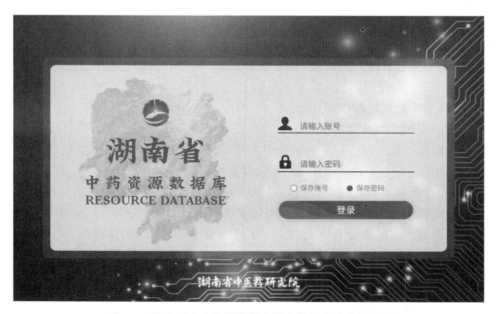

图4-1　湖南省中药资源数据库信息管理系统登录页面

数据库构建过程和方案如下。

1. 整合全省普查数据,实现数据标准化

数据整合是中药资源数据挖掘的基础,通过对各县的数据分析、汇总得到全省普查数据合并之后的数据库才能对数据深入挖掘、分析、统计等。因此首先需要深入分析国家"中药资源普查填报系统"V1.0版本和V2.0版本的数据包结构、数据上传和汇总机制，实现各版本县级调查数据包的智能识别，自动将各县的中药资源调查数据进行抽取、清洗、转换、合并等，最终将全省调查数据整合入库。针对药用植物资源调查数据量较大、计算时间长的特点，通过在数据整合阶段完成计算，以便后续查询及分析等快速应用。设计蕴藏量计算公式，在数据清洗入库的同时，计算各县调查到的野生重点中药品种蕴藏量。

2. 检索全省数据，实现数据汇总

设计野生药用植物查询、栽培药用植物查询、中药材市场查询、传统知识查询、种质资源查询和标本查询方式，可快速查询各专项调查的内容，以支持多种查询模式，如模糊查询和高级查询。该研究支持空间查询的扩展功能，包括在地图上勾画范围，导入矢量数据，选择主要山脉或国家级自然保护区，针对空间区域内的药用植物进行查询。

（1）野生药用植物查询

野生药用植物查询主要通过模糊查询和高级查询两种查询方式，快速查询出与查询条件相匹配的普查信息，包括药材名、药用植物种类信息、代表区域信息、样地信息、样方套信息、数量重量信息、照片信息和经纬度信息等，并支持查询结果的批量导出。

（2）栽培药用植物查询

栽培药用植物查询主要是将走访和实地调查分开，通过高级查询的方式，快速检索出与走访调查和实地调查相关的药材名、商品名、栽培位置、生态环境、病虫害等信息，并支持查询结果的批量导出。

（3）中药材市场查询

中药材市场查询主要是通过对市场走访调查，对进出口情况、企业利用现状专项查询。通过高级查询的方式，快速检索中药材市场中的商户及药材信息、药材进出口价格及出口国信息、企业收购价格和收购量等信息，并支持查询结果的批量导出。

（4）传统知识查询

传统知识查询主要是针对中药资源传统知识的调查结果，通过高级查询的方式，快速查询全省中药资源用药信息，包括用药形式、使用民族、功效、单复方等，并支持查询结果的批量导出。

（5）种质资源查询

种质资源查询主要是针对种质资源的调查结果，通过高级查询的方式，快速查询全省种质资源的名称、类型、生长环境和采集地等信息，并支持查询结果的批量导出。

（6）标本查询

标本查询主要是针对腊叶标本、药材样品等实物，通过高级查询的方式，快速查询某一标本的常规信息、采集信息、形态特征信息、照片信息等，并支持查询结果的批量导出及标本签的批量打印输出。

3.挖掘全省普查数据，实现数据统计

统计汇总包括野生药用植物统计、栽培药用植物统计、中药材市场统计、传统知识统计、种质资源统计和标本统计，主要研究内容是将各专项调查结果进行汇总计算，并以统计图表的形式展示。同时在地图上建立勾划范围，导入矢量数据，选择主要山脉或国家级自然保护区，针对空间区域内的药用植物进行统计。

（1）野生药用植物统计

野生药用植物统计主要将全省或某县的野生药用植物调查结果进行汇总，得到野生药用植物的名录、重点品种药材的蕴藏量信息，同时支持原植物名录按照品种和记录数分省和县的统计图表；支持蕴藏量按某一药材分省和县统计图表的展示。

（2）栽培药用植物统计

栽培药用植物统计主要是将全省或某县的栽培药用植物调查结果进行汇总，得到栽培药用植物对应药材的栽培面积、亩产量、总产量、销售价格、病虫害等的统计信息，同时支持对某一种药材统计图表的展示。

（3）中药材市场统计

中药材市场统计主要针对全省或某县的中药材市场、企业利用现状、药材进出口情况进行汇总，得到中药材市场的药材收购价格、销售价格、销量等统计信息，得到企业药材收购价格、收购量，药材进出口价格、进出口量等统计信息，同时支持统计图表的展示。

（4）传统知识统计

传统知识统计主要对中药资源传统知识调查的各民族传统用药情况进行汇总，得到传统民族中药的名录，包括药材、单复方、主治病症和持有人信息等，同时支持统计结果的导出。

（5）种质资源统计

种质资源统计主要是对种质资源调查的结果进行汇总，得到全省或某县中种质资源的名录，包括类型、收集量、分类来源等信息，同时支持统计结果的导出。

（6）标本统计

标本统计主要是对中药资源普查采集的腊叶标本和药材样品等进行汇总，按品种和采集量分省和县进行统计，同时支持统计结果的导出。

为了满足省级普查成果的应用需求，以所见即所得的直观形式在空间地图上展示普查统计成果，类型上包括数量分布图、位置分布图、密度态势分布图等，内容包括蕴藏量分布图、药用植物分布图、调查密度态势图等。系统基于地理信息组件库，通过动态加载各种专题制图模板，自动实现空间制图的符号渲染和装饰。

4. 应用地理信息技术与普查数据开展中药材区划研究

应用生境适宜指数（habitat suitability index，HSI）、最大信息熵模型（MaxEnt）、地理探测器等理论和 ArcGIS、GeoDetector 等软件，开展湖南省中药材资源区划，对湖南省道地中药材开展品质区域划分、中药材适宜性区划、中药材生产区划等研究。主要研究方法如下。

（1）提取数据

根据区划所需条件不同，分别提取全省中药资源数据库中有关分布范围、具体经纬度等位置、产地、道地、株高、冠幅、分布密度等信息。有针对性地收集、整理、研究区域与中药材分布相关的自然生态环境、社会经济环境数据，包括气候、植被、数字高程模型（digital elevation model，DEM）、行政区划、遥感图像等。

（2）数据分析

应用 ArcGIS 等软件，基于中药材采样点位置及全国气候、植被、DEM、行政区划等国家基础地理信息数据，进行中药材生态环境信息提取，明确中药材分布区域的生态环境特征。

（3）绘制区划图

在中药资源调查的基础上，应用 ArcGIS 等软件，基于实地调查样地的位置信息，绘制中药材采样点的地理分布图。应用最大信息熵模型、ArcGIS 等软件，基于采样地数据、气候数据和地形数据，估算中药材空间分布情况。

（4）结果修订

对空间分布概率较高，但无实际采样点的区域进行二次调查，引入高光谱遥感数据等，确定中药材分布概率的取值范围。在此基础上，进行中药材分布区域划分。根据区划结果进行二次调查，进行区划结果验证。或者通过与前人工作的对比、抽样等方式进行验证。

（二）湖南省中药资源监测技术服务中心建设

开展区域内中药材产量、流通量、质量和价格信息的收集，中药材检验、技术服务和人员培训工作，拓展贸易信息服务，介绍和宣传中药材产业信息。通过中心平台—省级中心—监测站（点）三级监测体系，开展区域内名贵中药材可持续利用能力的调查研究，组织中药材种植专家、技术人员与中药材种植企业合作、社农对接，提供直接技术服务，形成全省中药材种植技术指导体系，使种植技术真正落到实处。目前已完成湖南省中药资源分区及其种类与分布特征的研究；通过中药资源动态监测系统完成每个月湖南廉桥站 100 多种中药材价格动态监测（图 4-2）；实现栀子、枳壳、茯苓、白芍、雪峰虫草等中药材种植的技术对接，指导中药材生产基地建设。

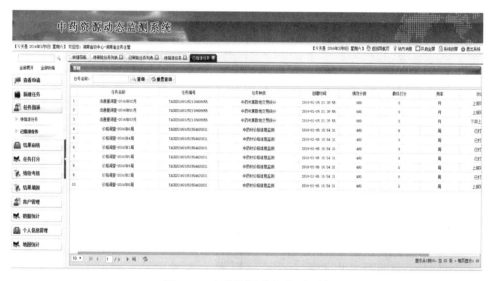

图 4-2　中药资源动态监测系统

1.微信服务号与网站建设

湖南省级中心通过微信平台、印制宣传手册的方式多渠道宣传省级中药资源监测技术服务中心。先后开发了"湖南中药资源监测与服务"微信服务号与"湖南省中药原料质量监测技术服务中心"网站（图 4-3、图 4-4）。微信服务号对湖南省中药原料质量监测技术服务中心进行了系统介绍，并提供技术服务与信息服务，发布药材、种苗购销信息。

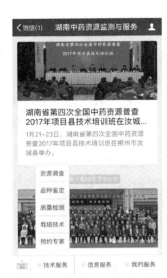

湖南省级中药原料质量监测技术服务中心简介

湖南中药资源监测与服务 2015-11-09

建设背景

建立全国中药资源动态监测体系是第四次全国中药资源普查四项任务之一。目的为承接资源调查成果，实现中药资源调查的常态化，解决中药资源统计口径缺失、中药资源市场秩序混乱、中药资源信息不流通、中药相关技术资源匮乏等问题

湖南省中药资源动态监测体系服务项目目录

湖南中药资源监测与服务 2015-11-10

（一）中药材基原和真伪鉴定技术服务

服务对象：药材产区政府，中药材种植、加工、销售企业和个人。

服务内容：

1、提供显微鉴定服务；

2、提供理化鉴定服务；

3、原植物（动物）鉴定；

图4-3 "湖南中药资源监测与服务"微信服务号

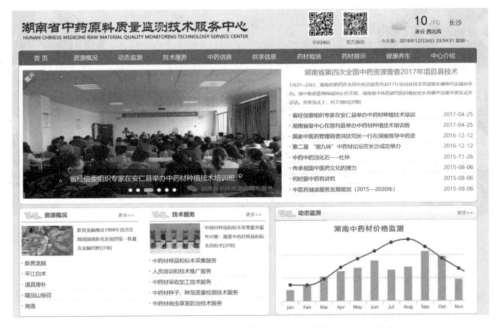

图4-4 "湖南省中药原料质量监测技术服务中心"网站

2. 选定品种日常监测

自 2015 年底开展监测数据上报工作以来，湖南省共承担茯苓、黄精、钩藤、百合、栀子、杜仲、玉竹、厚朴、灵芝、山银花、黄柏、玄参、天麻等中药材品种的市场与产地数据监测工作。省级中心体系审核监测站上报数据 5 162 条，提供技术服务 1 273 人次。审核邵东廉桥中药材市场 100 种大宗药材市场价格信息 3 600 余条，并通过中心平台公众号推送。

3. 适宜技术推广

该中心先后制定《吴茱萸矮化修剪丰产栽培技术》《龙脑樟栽培技术规程》《茯苓栽培技术规范》《白花前胡栽培技术规程》《枳壳（实）整形修剪技术规程》等中药材种植适宜技术规范，免费向药农发放技术宣传手册约 500 份，通过集中会议培训药农 500～600 人/年。

4. 技术服务

（1）中药材品种鉴定

该中心先后为中南大学湘雅医学院、德中堂、国华制药、春光九汇等科研机构、企业与个人鉴定卷柏、山豆根、百合、海桐皮、檀香等中药 50 余种，并出具鉴定报告。

（2）药材质量检测

该中心每年向企业提供百合、山银花、栀子、吴茱萸等中药材质量检测服务 600 次左右，并出具相应检测报告。

（3）中药材产业政策制订与规划编制

该中心先后参与《湖南省中药材保护和发展规划（2016—2025 年）》《湖南省实施<中华人民共和国中医药法>办法》《湖南省建设国家中医药综合改革示范区实施方案》《湖南省"十四五"中医药发展规划》《湖南省中医药"科技创新"工程实施方案》《湖南省中医药"产业振兴"工程实施方案（2021—2025 年）》《湖南省中医药健康服务业发展行动计划（2022—2025 年）》《关于促进湖南省中药产业高质量发展若干措施的通知》等政策文件的起草与制订工作，并先后为安化县、平江县、桂东县、桑植县、华容县、汝城县编制中药材产业发展规划，为湖南省中医药产业发展贡献力量。

（三）中药材生产技术标准化研究

中药材质量的稳定依赖于中药材生产的规范化，良种、良法的推广十分重要。种子生产的标准化是中药材生产规范化的重要组成部分，而基地建设是保证中药材种子种苗优质、稳定、可控的前提。稳定、可靠的种子种苗首先保证了中药基原的准确性,使其符合《中华人民共和国药典》(以下简称《中国药典》)要求,在种质上保证了中药质量的可控性,疗效的可靠性;其次为中药材种植稳产、规范化提供了可能。尤其是对道地药材种子种苗的繁育,因其标准化的种子种苗繁育方式,为保存道地药材优异种质创造了条件。明确种质,是解决安全、有效问题的前提,要实现稳定、可控的目标,则需要优质的种质。只有质量稳定的种子种苗,才能表达出该种质应有的特征,才能表现出性状的一致性和稳定的遗传性,也才能保证药材性状、成分的一致性和连续的稳定性。

中药材种子种苗繁育产业的形成建立在一系列繁育基地建设完成的基础之上。首先确定中药材正品基原,保证基原准确;其次建立起中药材种子种苗繁育的技术体系、质量标准、生产规程(standard operation procedure,SOP),搭建起种子种苗质量检测的技术平台,初步形成中药材种子种苗的生产、销售、服务网络和运行机制,这一切都为中药材产业的发展奠定了基础,对促进中药材产业的健康发展有着推动作用和长远的影响。

1.建成种子种苗的繁育生产基地

根据湖南的气候环境与中药材分布的不同,分别在湘南和湘西各建立了100亩稀缺中药材种苗繁育基地(图4-5),承担不同区域的种苗繁育与种质更新工作,涉及的稀缺特色中药材品种有七叶一枝花、白及、多花黄精、龙脑樟、百合、茯苓等。建立了湘靖28茯苓菌种繁育中心、2 000亩茯苓规范化种植示范基地,建设茯苓初加工GMP生产线一条。在对口专家的指导下,开展黄精的育苗、茯苓的规范化栽培、天麻的无硫加工干燥技术的现场培训。

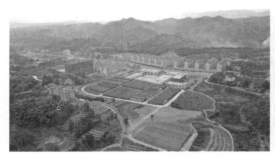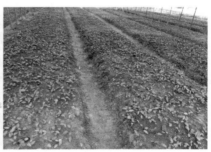

图4-5 湖南稀缺中药材种苗繁育基地

2.制定种子种苗生产技术标准、技术规程

围绕湖南省道地药材与特色中药材,开展中药材种子质量标准及检验规程、中药材种苗质量标准及检验规程的制定及中药材良种繁育的研究工作,对种子播种、种子种苗组培、根茎繁殖等进行技术攻关。以种子繁殖为主的中药材，对其净度、千粒重、含水量、生活力、发芽率、发芽势进行研究，制定种子质量标准及繁育规程；以根茎/鳞茎繁殖为主的中药材，对其种苗株高、地径、主根长等进行研究，制定种苗/鳞茎质量标准及繁育规程。截至目前，项目承担单位及协作单位制定质量标准及技术规范共计24项，涉及品种包括玉竹、百合、吴茱萸、茯苓、多花黄精、龙脑樟等，其中地方标准8个，团体标准6个，行业标准5个，企业标准5个。

3. 开展中药材种子种苗检测服务，建设人才培训的平台

整合湖南省内中药材及种子种苗信息服务体系，围绕湘产稀缺与特色中药材，建设种子种苗繁育及中药材栽培相关信息平台，提供基原鉴定、种子种苗及种植基地适宜性评价、药材种植田间指导等服务，向社会提供技术咨询与技术服务。截至目前，承担种子种苗技术研究和基地建设技术指导类项目共计8个，技术咨询及指导50多次，进行专业技术人才培训20多次，培育中药材种植专业技术人才25人，培训药农1 000人；承担湖南省精准产业扶贫任务，负责桑植县、双牌县、靖州县、洪江市、新晃县、辰溪县、新化县、安化县、华容县、醴陵市、湘乡市、凤凰县等十几个县市中药材产业扶贫技术指导，累计扶贫脱贫500户，扶贫人数达1 500人，为全省中药材种子种苗繁育提供技术引导和支持，如图4-6所示。

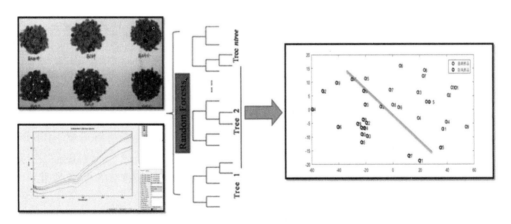

图4-6　基于高光谱成像技术的中药种子快速鉴别

（四）中药饮片标准化研究

中药饮片已纳入国家基本药物目录品种，质量的优劣直接关系到中医药疗效。近30年来，在中药规范化、标准化、现代化发展中，中成药发展最快，已成为中药业的主体；中药材、中药饮片发展较为滞后。要实现中药饮片质量和生产的标准化，保证中药质量和临床疗效，必须以道地中药材和中药材生产质量管理规范基地种植的药材为依托，以中药饮片标准化的研究与推广为切入点，运用现代技术提升传统产业，解决中药饮片中关键的共性技术问题，传承与创新炮制技术，研制和应用相应软件与设备，实现中药饮片质量的监控。

1. 精制中药饮片标准化的研究及产业化示范

以道地药材和中药材生产质量管理规范基地药材为标准化研究的原料，开展400味常用中药饮片、精制饮片前处理规范化、炮制规范化、灭菌规范化、包装规格化、生产规模化、标签信息化的研究和有效期科学考察，完成并建立了200味常用精制中药饮片的标准化的研究。同时基于30味中药饮片浸润技术标准、切制设备技术标准、炒制技术标准、干燥设备技术标准、炮制辅料技术标准、炮制工艺技术标准、灭菌包装技术标准，建立精制中药饮片生产药品生产质量管理规范（good manufacturing practice，GMP）技术标准。通过对400味精制饮片的性状特征、显微鉴别、薄层鉴别、检查项（水分、灰分、重金属、砷盐、农残等）考察，浸出物、含量测定（一测多评法和多指标成分测定方法）、指纹图谱、生物效应评价等方法的系统研究，完成并建立了200味中药饮片、精制饮片规范化的质量标准。

（1）常用精制中药饮片的标准化研究

1）提供质量稳定的标准化中药材：以道地药材和中药材生产质量管理规范基地药材为标准化研究的原料，对其采收季节、采收部位、产地初加工技术进行系统研究，规范初加工技术工艺。

2）药材符合法定标准：药材采收及初加工过程中应尽可能排除非药用部分及异物，特别是杂草及有毒物质，剔除破损、腐烂变质的部分。原料的鉴定与检验的依据以法定标准，部（局）颁布标准和省、自治区、直辖市的标准为准。

3）加工工艺规范化研究：

a. 前处理规范化净制。制定净选操作标准规范，建立性状或显微鉴别、理化鉴别等检测标准以保证正确的入药部位。去除有毒物质：建立毒性成分的控制标准，保证用药安全。药用部分采收后，需经过拣选、清洗、切制或修整等适宜的初加工方式；需干燥的品种应采用适宜的方法和技术迅速干燥，并控制温度和湿度，使中药材不受污染，有效成分不被破坏。切制时应考察饮片的厚薄、长短对有效成分(指标成分)溶出率、辅料吸收程度及其含水量等相关因素的影响,制定合理的切制方法与工艺条件。

b.炮制规范化。根据不同的临床用药需要,考察温度、时间、投料量、辅料用量及辅料质量等相关因素对主要有效成分(或指标成分)的影响,制定合理的炮制工艺条件,并建立工艺稳定的控制标准。炮制方法应符合国家标准。

以枳壳切制工艺为例。采用单因素筛选+响应面试验方法,以柚皮苷、新橙皮苷、挥发油含量为指标,对枳壳切制过程的关键工艺参数(如浸泡时间、闷润时间、饮片厚度、干燥温度)进行考察,确定最佳切制工艺。试验结果见表4-1、表4-2。

表4-1 单因素筛选试验结果

工艺参数		柚皮苷含量/%	新橙皮苷含量/%	挥发油含量/%	综合评分/分
浸泡时间/h	0.5	7.64	3.67	1.06	94.87
	1.0	8.34	4.02	0.96	96.23
	1.5	7.95	3.53	0.83	86.26
	2.0	7.91	3.41	0.74	81.83
	3.0	6.15	3.23	0.64	70.38
	4.0	5.27	3.04	0.70	68.06
闷润时间/h	0	8.65	3.51	0.92	93.21
	3	8.72	4.26	0.86	96.21
	6	7.61	3.16	0.95	88.43
	9	7.36	3.19	0.81	81.89
	12	7.04	3.01	0.74	76.58
饮片厚度/mm	0.5	8.04	3.12	0.85	82.84
	1~2	9.52	4.31	0.91	98.32
	3	8.63	3.27	0.95	89.96
干燥温度/℃	40	8.22	3.63	0.92	96.76
	60	8.53	3.91	0.88	98.26
	80	7.39	3.02	0.54	72.64
	100	6.94	2.47	0.32	57.27

表 4-2 响应面分析方案及试验结果

编号	浸泡时间/h	闷润时间/h	饮片厚度/mm	干燥温度/℃	柚皮苷含量/%	新橙皮苷含量/%	挥发油含量/%	综合评分/分
1	2	6	2	80	6.56	3.28	0.81	75.07
2	2	3	1	40	7.49	3.49	0.83	80.52
3	1	6	2	60	7.32	3.73	0.88	83.32
4	1	0	2	60	8.05	3.98	0.94	89.81
5	2	3	2	60	8.33	4.23	1.02	95.42
6	3	3	3	60	6.13	3.05	0.71	68.30
7	1	3	2	80	6.81	3.25	0.74	73.16
8	1	3	2	40	7.24	2.96	0.98	81.81
9	3	3	2	80	6.19	3.05	0.65	66.27
10	2	3	1	80	7.39	3.78	0.74	78.67
11	1	3	1	60	6.88	3.43	0.91	80.93
12	2	0	2	40	7.71	3.82	0.97	88.67
13	1	3	3	60	6.36	2.81	0.82	71.69
14	2	3	2	60	8.24	4.65	1.05	98.93
15	2	6	2	40	7.17	3.32	1.04	86.12
16	2	3	3	40	6.39	3.34	0.99	81.57
17	2	6	1	60	6.73	3.38	1.00	83.43
18	3	3	2	40	6.98	3.59	0.73	75.59
19	2	0	2	80	7.45	3.71	0.77	79.55

c.灭菌规范化。根据药材性质选择灭菌方法。以微生物限度、有效成分含量为主要指标，对常规灭菌方法，如微波灭菌、湿热蒸汽灭菌、药液浸泡灭菌等方法进行考察，降低微生物总数，延长保质期，保证用药安全。例如，杜仲精制饮片生产工艺规范化——灭菌工艺的考察。

本品采用钴 60 辐照灭菌，参照卫生部《^{60}Co 辐射中药灭菌剂量标准》，对辐照剂量和辐照时间进行了考察，结果见表 4-3。

表 4-3 杜仲精制饮片灭菌工艺考察结果

照射剂量/kGy	照射时间/h	细菌/ (CFU·g^{-1})	霉菌/ (CFU·g^{-1})	大肠埃希菌/ (CFU·g^{-1})	大肠菌群/ (CFU·g^{-1})
4	1	100	40	<10	未检出
6	2	85	35	<10	未检出
8	3	65	30	<10	未检出

照射剂量为 6 kGy，照射时间为 2 h 能达到灭菌的效果，可进一步在中试生产中验证试验结果，根据中试放大结果制订最佳灭菌条件。

d. 包装规格化。对传统饮片包装形式进行改进，对达到精制饮片要求的标准化饮片申请生产批号，采用新型包装材料和工艺，制成不同规格的包装款式（1 g、2 g、5 g、10 g），保证饮片质量及疗效，并利于运输、贮藏。

e. 生产规模化。以地道药材或基地药材为原料，采用现代技术及设备，实现规范化、规模化生产，改变传统作坊式的生产方式，促进中药饮片的集约化、产业化发展。

f. 标签信息化。基本信息应包括中药饮片的分类、编码、品名、来源、规格、产地及生产、经营、使用等规定的相关内容，如功能主治、用法用量、注意事项、生产日期、有效期、生产厂家、厂址与联系电话等。

g. 有效期考察。药材应存放在货架上，与墙壁保持足够距离，防止药材虫蛀、霉变、腐烂、泛油，并定期检查；在应用传统贮藏方法的同时，选用现代贮藏保管新技术、新设备。于规定储存环境放置，进行稳定性试验，按其质量标准对药材进行性状鉴定、显微鉴别、项目检查及含量测定等，根据考察结果，核定中药精制饮片的有效期。

4）精制饮片质量标准化研究：

①性状特征。通过观察药材外观性状色泽、表面特征、质地、折断现象、断面特征以及气味等，鉴定中药精制饮片的性状特征。

②显微鉴别。采用显微镜（生物显微镜、偏光显微镜、扫描电镜等）观察植物动物中药粉末、解离组织的微观特征，以鉴定真品、类似品或代用品。通过观察和比较内部组织构造以及细胞的形状、大小和排列状况，细胞壁和细胞内含物的性质、各种晶体及其分布来鉴别真伪。

③薄层鉴别。参照《中国药典》收载的薄层鉴别方法进行试验，对未收载的薄层鉴别品种，可参考文献资料进行试验，建立薄层鉴别。

④检查项。增加检查项具体量化指标的考察，提高其专属性。

a. 水分。水分测定的方法主要有 4 种：烘干法、甲苯法、减压干燥法、气相色谱法。常规检测一般采用烘干法，若样品中含有挥发油采用甲苯法测定。

b. 灰分。灰分分为总灰分和酸不溶性灰分。各种中药精制饮片的总灰分应在一定范围以内。有些中药饮片的总灰分本身差异较大，特别是组织中含草酸钙结晶较多的中药，如大黄，可测其酸性不溶性灰分。

c. 浸出物。对有效成分或指标性成分尚不明确的中药精制饮片，无法进行含量测定，但若浸出物的指标能相对控制中药饮片的质量，可进行浸出物的测定。另外，如果含量测定项下所测含量值甚微时，应同时进行浸出物的测定。根据浸出所用试剂的不同，浸出物主要分为水溶性浸出物、醇溶性浸出物、挥发性醚浸出物 3 种，具体测定方法参照《中国药典》。

d. 重金属、砷盐、农残。铅、镉、汞、铜等重金属是目前公认的对人体健康有害的微量元素。近年来，由于环境污染日益严重以及药农在种植中药过程中使用农药、无机肥等原因，大多数中药饮片中含有一定量的有害重金属元素，致使中药饮片中一些有害重金属元素含量超标。砷盐对人体有害，一般最大限量为百万分之二，各国对砷盐均有严格限量，并把此项作为对药材进口的一项重要检测指标。中药饮片中的砷盐含量直接影响其质量及用药的安全性，所以砷盐的检查显得相当重要，目前砷盐检查的方法有：古蔡氏法、二乙基二硫代氨基甲酸银法、白田道夫法、契列氏法、原子吸收法等。农残主要是指有机氯、有机磷和拟除虫菊酯类农药在中药中的残留量。采用气相色谱法测定中药及制剂中部分有机氯、有机磷和拟除虫菊酯类农药残留量。参照《中国药典》规定进行检测。

e. 微生物限度。微生物限度检查法指检查非规定灭菌制剂及其原、辅料受到微生物污染程度的一种检查方法。检查项目包括细菌数、霉菌数、酵母菌数及控制菌的检查。微生物限度检查应在环境洁净度 10 000 级下的局部洁净度 100 级的单向流空气区域内进行。检验全过程必须严格遵守无菌操作规程，防止再污染。

5）含量测定。建立中药饮片有效成分（或指标成分）含量测定，一测多评法和多指标成分测定方法，并制定其限量标准，可以防止净制、切制与炮制过程中有效成分的流失。此外，还应建立挥发油、总生物碱、总皂苷、总黄酮、总蒽醌、总多糖、总氮及浸出物，以及生物效价等考察指标及相关标准，并对生物效价在质量标准中的应用进行探索。

有毒成分的限量指标一般应包括毒性的成分、重金属的含量及农药残留量等，应参照国际标准及通用的检测方法，建立相应的限量指标。

含量测定的方法很多，常用的有分光光度法、薄层色谱法、薄层-分光光度法、气相色谱法、高效液相色谱法等。

6）指纹图谱研究。通过药效成分、毒性成分、指标成分的鉴别或指纹图谱的鉴别，区别不同品种（多品种基原者）和不同炮制品间的差异。采用 TLC、HPLC、NMR、MS、UV、IR、X-衍射、HPCE 等检测方法建立合格指纹图谱，通过指纹图谱主要特征峰的面积或比例的确定，控制样品的质量，确保样品质量的相对稳定。

中药指纹图谱系标示了该中药特征的色谱图。指纹图谱既能判断该中药"共性"的真伪，又能反映不同产地药材的"特性"，从而能够综合反映该药材各主要组分的情况，并从整体上控制中药的质量，为精制中药饮片质量标准规范化的研究提供了参考。

中药材分布广泛，对同一基原的品种，不同地区药材商品质量差异较大，同一品种的中药饮片应收集 10 批以上商品药材制备精制饮片，通过指纹图谱寻找其共性，探讨指纹图谱对不同地区商品药材样品的代表性，相似度应大于 0.8。

图 4-7 为杜仲精制饮片指纹图谱。

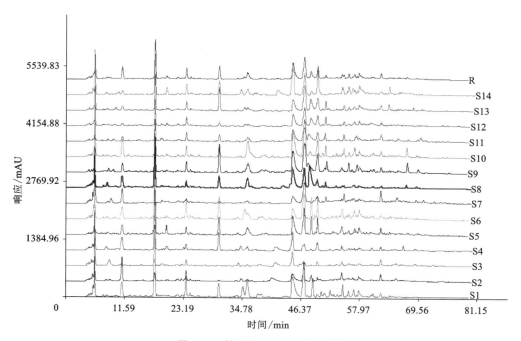

图 4-7　杜仲精制饮片指纹图谱

（2）常用精制中药饮片技术标准体系的建立

1）精制中药饮片生产 GMP 技术标准：建立精制中药饮片生产过程中的浸润技术标准、切制设备技术标准、干燥设备技术标准、炒制技术标准、炮制辅料技术标准、炮制工艺技术标准及灭菌包装技术标准。图 4-8 为川芎精制饮片生产工艺规程的部分内容。

川芎精制饮片生产工艺规程

【目的】

建立川芎精制饮片生产工艺规程，使生产操作工艺规范稳定。

【适用部门】

适用于生产技术部、质量部。

【适用岗位】

生产操作员、工艺员、车间主任、生产管理人员、质量管理人员。

【内容】

（1）品名：川芎精制饮片。

（2）来源：本品为伞形科植物川芎的干燥根茎。夏季当茎上的节盘显著突出，并略带紫色时采挖。除去泥沙，晒后烘干，再去须根。洗净，润透，竖切厚片，干燥，筛分。

（3）性状：本品应为不规则蝶形薄片（6 mm 以下）。周边粗糙不整齐，外表皮呈黄褐色，有皱缩纹。切面呈黄白色或灰黄色具有明显波状环纹或多角形纹理，散生黄棕色油点。质坚实。气浓香，味苦、辛，稍有麻舌感，微回甜。

（4）功能与主治：活血行气，祛风止痛。用于胸痹心痛，胸胁刺痛，跌扑肿痛，月经不调，经闭痛经，癥瘕腹痛，头痛，风湿痹痛。

（5）原药材产地：主要分布在四川都江堰、崇庆、彭县、新都、大邑、什邡等方圆100 公里左右的川西平原。

图 4-8　川芎精制饮片生产工艺规程部分内容

2）饮片质量控制技术标准体系：杜仲精制饮片质量标准见图 4-9，杜仲精制饮片见图 4-10。

杜仲精制饮片

Duzhong jingzhi yinpian

本品为杜仲科植物杜仲（*Eucommia ulmoides* Oliv.）的干燥树皮。每年4—6月剥取，刮去粗皮，堆置"发汗"至内皮呈紫褐色，晒干，经炮制加工而成的精制饮片。

【制法】杜仲刮去残留粗皮，洗净，切块或丝，干燥。

【性状】本品呈小方块或丝状。外表面呈淡棕色或灰褐色，有明显的皱纹。内表面呈暗紫色，光滑。断面有细密、银白色、富有弹性的橡胶丝相连。气微，味稍苦。

【鉴别】

（1）本品粉末为棕色。橡胶丝成条或扭曲成团，表面显颗粒性。石细胞甚多，大多成群，类长方形、类圆形、长条形或形状不规则，长约180 μm，直径20~80 μm，壁厚，有的胞腔内含橡胶团块。木栓细胞表面观多角形，直径15~40 μm，壁不均匀增厚，木化，有细小纹孔，侧面观长方形，壁三面增厚，一面薄，孔沟明显。树皮横切面：老树皮有较厚的落皮层，韧皮部极厚，有5~7条断续的石细胞环带，每一环带为3~55列石细胞，并偶伴有少数纤维，近石细胞环带处尚可见橡胶质团块。

（2）取本品粉末1 g加三氯甲烷10 mL，浸渍2 h，滤过。滤液挥干，加乙醇1 mL，产生具弹性的胶膜。

【检查】

（1）水分：同药材，不得超过13.0%。

（2）浸出物：参照醇溶性浸出物测定法（《中国药典》）的热浸法测定，用75%乙醇作溶剂，不得少于11.0%。

（3）总灰分：同药材，不得超过10.0%。

【含量测定】参照高效液相色谱法（《中国药典》）测定。

图4-9　杜仲精制饮片质量标准

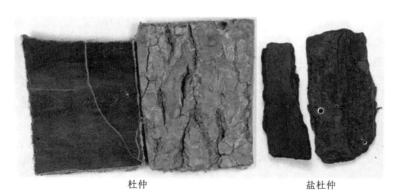

杜仲　　　　　　　　　　　　　　　盐杜仲

图4-10　杜仲精制饮片

2. 湘产道地中药饮片标准化研究

围绕中药饮片产品安全、有效、质量可控等因素，从百合、吴茱萸、茯苓药材种植、采收、加工炮制到包装贮藏对饮片生产全过程进行全面系统研究，制定相应的药材与饮片生产技术规范和质量标准，并建立百合、吴茱萸、茯苓全产业链质量可溯源体系。使百合、吴茱萸、茯苓饮片达到"种植规范化、质量标准化、检测现代化、包装规格化、标签信息化"的技术水平。

针对中药材种植、采收、加工、包装、贮藏等生产各环节开展研究，制定中药材规范化生产产地环境控制标准、中药材良种繁育技术规范和中药材种子种苗质量标准，以及无公害种植过程中田间管理、投入品施用（水、肥料、农药等）等操作环节的技术要求和控制标准；制定中药材采收、产地加工规范，中药材等级标准与优质中药材质量标准，以及中药材包装及仓储规范等。

（1）规范化生产的产地环境研究

根据中药材的生物学特性选择其适宜生长的自然条件，主要考虑温度、日照、雨量、土壤条件等4个方面因素的影响。从大气环境、农田灌溉、加工用水、土壤质量的监测项目、标准及监测方法等方面进行研究，制定出中药材规范化生产产地环境控制的质量标准。

例如，在对湖南龙山百合种植基地和宁乡、沅江、新晃吴茱萸种植基地的地理环境和自然条件进行调查的基础上，参照国家环保局《环境监测分析方法》要求采样送检，对基地的大气、土壤和水质进行检测分析。起草了《中药材百合产地环境标准（草案）》《中药材吴茱萸产地环境标准（草案）》。优质百合、吴茱萸的栽培地块应选在生态环境良好的地方，保证地块及灌溉上游不受工业、城镇、医疗等废弃物的污染，还要避开交通主干道。选地环境应符合国家《中药材生产质量管理规范（试行）》、NY/T 2798.3—2015 无公害农产品生产质量安全控制技术规范要求；空气环境质量应达到国家《环境空气质量标准》中二级标准；土壤环境质量应符合《土壤环境质量标准》中二级标准；灌溉水质应符合《农田灌溉水质标准》中的质量标准。

结果显示，百合、吴茱萸基地灌溉水、土壤、空气样品的测定值均在标准规定范围内，表明百合、吴茱萸基地空气环境质量以及灌溉水、土壤环境质量均符合国家相应标准，适宜百合、吴茱萸的种植。

（2）中药材种子种苗质量标准及其良种繁育技术规范研究

对百合、吴茱萸中药材选种，茯苓育种方法研究，采用生物技术与常规技术相结合的方法，加快了育种进程。加强百合、吴茱萸、茯苓中药材现代育种技术体系建设，创新杂种优势利用、分子标记辅助育种等技术，提高育种效率。重点开展高产、优质、抗逆性强的中药材新品种选育，通过试验研究建立湘产道地中药材种子质量标准及其良种繁育技术规范。

　　以百合为例。百合种球以无性繁殖为主，百合栽培的质量与种球质量密不可分。培育和优选良好的百合种球，是生产高产优质中药材的前提条件。根据百合质量检验方法，对 40 份种球的直径、围径、重量进行测定。采用系统聚类分析方法和 SPSS 分析软件中的聚类分析方法对检验结果进行分析，结合实际生产操作，以种球围径、重量 2 项指标初步制定湘百合种球质量分级标准（表 4-4）。

表 4-4　湘百合种球质量分级标准

级别/级	直径/mm	围径/mm	重量/g
Ⅰ	≥45	≥13	≥30
Ⅱ	40~45	11~13	26~30
Ⅲ	35~40	9~11	22~26

　　结合生产实践和研究结果，制定并发布了《中药材种子种苗—百合种球》团体标准。经查阅《中华人民共和国国家标准批准发布公告》与《中华人民共和国地方标准备案公告》，目前百合种球质量标准还没有制定国家标准、行业标准和地方标准。本标准的制定保证了百合种球生产和出售的质量，具有先进性和实用性。

　　针对中药材百合种苗快繁难和种质退化问题，开展百合脱毒种球繁育技术研究，建立了一套高效的百合脱毒快繁技术。

百合良种繁育技术规范

　　1. 百合脱毒种苗繁育

　　脱毒苗的获得：以带 LSV 病毒（百合无症病毒）的卷丹百合珠芽为材料，通过 36 ℃ 高温预处理 10 天，剥取 0.2 mm 大小的茎尖在 MS+2.5 mg/L 6-BA+1.5 mg/L GA+0.5 mg/L NAA+0.1 g/L 活性炭+0.6%琼脂+3%白糖的培养基中进行芽诱导培养，经过一次继代培养后，用 RT-PCR 检测 LSV 病毒，脱毒率达 100%。

　　脱毒苗愈伤组织及丛生芽的诱导：将脱毒百合苗在 MS+2.0 mg/L 6-BA+2.0 mg/L 2,4-D+0.1 mg/L NAA 培养基中诱导愈伤组织及丛生芽，诱导率达 100%。

　　增殖及继代培养：在 1/2 MS+2.5 mg/L 6-BA+0.2 mg/L NAA 培养基中进行分化、增殖培养，增殖倍数达到 4.31。

生根培养：采用 MS+1.2 mg/L NAA+0.5 g/L 活性炭培养基进行生根培养，产生的根系多而粗壮，移栽时最易成活。

炼苗移栽：试管内鳞茎直径为 0.5~1 cm，根系发达完整时置于荫棚内炼苗，一周后移栽。3 个月后，移植于大田。

2. 百合脱毒原种球繁育

重点考察肥料对脱毒原种球繁育的影响。依据现有文献资料，结合基地实际情况，设计对照实验。方案一：施用尿素为氮肥来源，硫酸钾和过磷酸钙分别为钾肥和磷肥来源。方案二：尿素和三元素复合肥提供氮、钾和磷肥，后期施用磷酸二氢钾和钼酸铵为叶面肥料。通过测定各处理组的百合水溶性多糖及总磷脂含量，结果显示最佳施肥方案为：共追肥 4 次。翻耕整地时施基肥，每亩撒施腐熟有机肥 3000 kg，三元复合肥 30 kg；苗期，在 2 月中旬进行，结合中耕除草，每亩施三元复合肥 30 kg，尿素 15 kg，均匀撒于厢面；旺长期，4 月中旬百合苗高 15 cm 左右时进行，亩施三元复合肥 30 kg，尿素 25 kg，在行间开浅沟施下；现蕾期，6 月中旬百合生长旺盛时期，施加磷酸二氢钾和钼酸铵为叶面肥料。

目前，龙山县百合种植基地已实现百合脱毒种球快繁技术产业化应用，采用脱毒种球进行大田种植，每亩可减少生产用药支出 300 元，病虫害防治支出 500 元，每亩均增产 80~100 kg，每亩效益提高 2000~2500 元。

根据上述研究结果，结合龙山百合种植基地《百合脱毒种球繁育规范》，制定了《百合中药材良种繁育技术规范（草案）》。目前有关百合脱毒技术没有相应的国家、地方或行业标准可供参考。随着百合市场的日益扩大，制定相应的标准已成为产业进一步做大做强的迫切需要。本标准的制定不仅有利于龙山百合品种种性的保持，也能提高龙山百合的品质和市场竞争力，促进行业水平的进一步提升，而且对我国其他地区百合产业发展具有积极的指导意义。

（3）规范化种植技术研究

研究中药材规范化栽培技术和施肥技术，提出中药材优质高产的形态、生理生化指标以及配套的栽培技术规范，研究并提出不同生产区域中药材对肥料的需要量以及施用时期与方法，建立合理精量施肥的技术标准体系，并在生产上应用。

百合栽培技术规范：百合的关键栽培技术包括选地与整地、精选种球及处理、播种期、种植密度、施肥、中耕除草、病虫害防治、打顶、采收留种等技术。

百合种植密度试验：在百合种植基地选择适宜地块进行不同种植密度试验。共设 3 个处理：处理 A 种植规格为 30 cm×15 cm，每亩约种 14 000 蔸；处理 B 种植规格为 30 cm×20 cm，每亩约种 10 000 蔸；处理 C 种植规格为 30 cm×25 cm，每亩约种 8 000 蔸。称取各处理百合鲜重，计算亩产。结果：处理 B 折合亩产最高，所以中药材百合最佳种植规格为 30 cm×20 cm。

病虫害防治试验：通过参考部分百合栽培技术文献，选取当中道报的防治方法，结合基地现有药剂进行系列防治试验，确定了立枯病、枯叶病、灰霉病、白粉病、蚜虫、蝼蛄、铜绿金龟子等百合常见病虫害防治方法。

结合百合产区和基地生产实践经验，分析、归纳百合选地整地、精选种球及处理、播种期、种植密度、施肥、中耕除草、病虫害防治、打顶、采收留种等关键技术要求，制定了《百合中药材栽培技术规范(草案)》。

(4)病虫害防治研究

研究湘产中药材主产区病虫草害发生与流行规律；阐明病害在新的环境条件(气象条件、栽培条件)下发生、流行和成灾规律，提出一套高效、可持久的符合中药材规范化生产绿色植保要求的防控技术标准体系。研究其相应的病虫草害防控技术。研究筛选新型高效、低毒、低残留杀虫剂、杀菌剂和除草剂，制定百合中药材、吴茱萸中药材农药安全使用标准。

(5)中药材采收及产地加工规范及标准研究

对不同时期采收的中药材品质进行比较研究，通过对样品折干率和产量、有效成分含量测定等手段，考察最佳采收期。

对《中国药典》规定的产地加工方法以及特色产地加工方法进行考察，以外观性状、指标成分含量和生物学活性等为评价指标优选最佳工艺，建立最佳产地加工方法。

百合采收及产地加工规范

最佳采收期考察：采收不同时期的百合药材样品，对不同采收时期的百合进行鳞茎均重、水溶性浸出物、王百合苷 B 与百合总多糖的含量测定，以鳞茎均重、水溶性浸出物、王百合苷 B 含量、百合总多糖含量为考察指标，根据各指标权重系数，采用综合评分法进行评价。结果：8 月中旬的综合评分最高，表明百合最佳采收时间为 8 月中旬。

产地加工方法考察：以百合外观性状、水溶性浸出物、王百合苷 B 含量、百合总多糖含量为考察指标，对百合加工的烫片方式、烫片时间、干燥温度进行考察。结果：将鳞片按外、中、心片分类烫片(若混在一起，因鳞片老嫩、厚薄不一，难以掌握泡片时间，影响商品质量)，外片泡片时间为 6 min、中片泡片时间为 5 min、心片泡片时间为 3 min。将泡片后的鳞片，轻轻均匀薄摊在筛网上，厚度为 0.3~0.5 cm，115 ℃条件下热风干燥约 1 h，未干时不要随意翻动，然后在 85 ℃条件下干燥约 1 h，至水分不超过 13 %，手掰即断即可。

根据文献调研、生产实践和研究结果，制定了《百合采收与产地加工技术规范（草案）》。经查阅《中华人民共和国国家标准批准发布公告》与《中华人民共和国地方标准备案公告》百合采收与产地加工还没有单独制定国家标准、行业标准。虽然在部分省市的百合栽培技术规范等地方标准中有关于百合采收与产地加工的技术要求，但技术参数不明确，本标准明确了最佳采收期和产地加工工艺。

（6）中药材等级标准与优质中药材质量标准研究

根据药材形态、大小、色泽等性质要求，结合有效成分或标示成分含量高低，水分及杂质限量的多少，农药残留量和重金属、有害元素及真菌毒素等指标确定饮片等级和质量，并建立相应的等级区分的检验技术和方法，制定不同等级中药材区分标准。

根据品种基原、外观性状、药效物质含量、杂质限量、农药残留量和重金属、有害元素及真菌毒素含量进行综合评价，制定高于《中国药典》标准要求的优质百合、吴茱萸中药材质量标准。

（7）中药材包装及贮藏规范研究

不同中药材包装材料及仓储条件对中药材品质、含量均有影响，故通过此研究，确定适宜于具体中药材的包装材料及仓储条件，并对其进行规范，以保证中药材的质量以及药材可溯源性。一般在每件包装袋外，标明产品名称、规格、净含量、产地、批号、生产与包装日期、生产单位，并附有质量合格的标志和贮藏指南等信息。

根据文献调研、生产实践和研究结果，制定了《百合中药材包装贮藏技术规范（草案）》。经查阅《中华人民共和国国家标准批准发布公告》与《中华人民共和国地方标准备案公告》，百合包装贮藏还没有单独制定国家标准、行业标准和地方标准。虽然在部分省市的百合栽培技术规范等地方标准中有关于百合包装贮藏的技术要求，但技术参数不明确，本标准明确了百合最佳包材及适宜贮藏的环境条件。

（8）中药饮片的生产过程规范研究

主要包括名称、规格、炮制工艺的操作要求和技术参数，物料、中间成品、成品的质量标准及贮藏注意事项，物料平衡的计算方法，包装规格等内容。在制定饮片质控标准指标基础上，在生产过程中，对中间产品和饮片成品进行部分质控指标的检测，以较好地控制饮片生产质量，及时调整大生产技术参数，实现饮片规模生产的规范和可控。如对水分的含量测定，可通过卤素快速水分测定仪持续测量，并即时显示样品丢失水分的百分比变化，待加工程序已完成立即锁定最终水分含量，实现在线水分控制。

百合饮片生产过程规范

净制工艺研究：考察不同过筛目数的杂质去除情况，结果百合药材过20目筛网，收率平均值为99.3%，杂质去除率最高。

不同省份炮制规范收载的蜜百合炮制工艺对比研究：收集全国各地蜜百合的炮制方法，经过工艺比对之后，大致有安徽、浙江、广东、湖南、黑龙江、天津、山东7种不同蜜百合的炮制方法，对比7种炮制方法结果显示，广东省中药饮片炮制方法为最佳。接下来以广东省中药饮片炮制规范收载的蜜百合炮制工艺为基础进行工艺优化，得到本标准最佳蜜百合炮制工艺：取净百合，加入适量20%黄酒稀释的炼蜜，拌匀，闷润4~5 h，待炼蜜吸尽后在110 ℃~120 ℃条件下炒制18~21 min，取出，摊凉。每100 kg百合，用炼蜜15~20 kg、黄酒2~3 kg。

综上，结合企业多年生产实践经验，确定百合净制饮片和蜜百合最佳生产工艺，结合主要生产设备使用说明书，通过三批中试工艺验证，制定了《百合饮片（含蜜百合）生产过程规范（草案）》《百合饮片（含蜜百合）生产设备使用规范（草案）》。

（9）辅料质量标准研究

对炮制过程中涉及的辅料，结合光谱学、化学、物理学等进行鉴别评价，建立有别于食品标准的药用辅料质量标准。通过正交试验等方法优选辅料的品种、规格、用法、用量等，杜绝用劣质辅料炮制中药材，保证辅料炮制中药饮片的质量及药效。以百合炮制辅料炼蜜质量标准研究为例。

蜂蜜的主要用途之一是作为中药炮制辅料，很早古人就发现蜜制的中药饮片有润肺止咳、补中益气、缓和药性的作用，并在多年的临床应用实践中被证明疗效可靠。炼蜜炮制蜜百合主要是为增强百合润肺止咳的作用。目前炼蜜主要作为炮制蜜百合的中间体进行生产，临用现制。饮片生产企业主要根据《中国药典》、全国炮制规范、地方炮制规范中的方法进行炮制，但由于炼蜜工艺参数不明确、炼蜜质量标准不统一，致使所得炼蜜质量不稳定，从而影响蜜百合饮片质量的稳定性。

炼蜜原料选择：从国内7家蜂蜜生产企业共收集8批蜂蜜样品，按《中国药典》要求进行质量检验，其中有4批蜂蜜不合格，分别是中华蜂蜜0312、中华蜂蜜0812、明园蜂蜜、原蜜，合格的4批蜂蜜为土蜂蜜、太极门蜂蜜、洋槐蜂蜜、枸杞蜂蜜，不合格率为50%。因此，应加强炼蜜的原料蜂蜜的质量控制，符合《中国药典》要求的蜂蜜才可以用于炼蜜。炼蜜原料来源蜜蜂科昆虫中华蜜蜂（apis cerana fabricius）或意大利蜂（apis mellifera linnaeus）所酿的蜜，质量应符合《中国药典》规定要求。

炼蜜工艺研究：以蜂蜜的5-羟甲基糠醛、葡萄糖、果糖、含水量作为考察指标，对以下5种炼蜜工艺进行对比研究：①恒温71℃炼蜜4 min；②烘箱（90±1）℃，加热10 min；③烘箱（90±1）℃，加热2.5 h，嫩蜜；④烘箱（90±1）℃，加热5.5 h，中蜜；⑤烘箱（90±1）℃，加热9 h，老蜜。结果：方法⑤得到的炼蜜中5-羟甲基糠醛含量为0.0091%，超过《中国药典》规定的0.004%的限量要求，因此方法⑤不作后续最佳炼蜜工艺的研究。

最佳炼蜜工艺确定：将上述4种炼蜜工艺①~④所得炼蜜，对同批百合净制饮片进行炮制，考察炼蜜效果。取百合饮片100 g各4份，分别取上述4种炼蜜20 g加2 mL黄酒，倒入百合中，闷润90 min，待炼蜜被吸尽后用文火炒至微黄色、不粘手时取出，摊凉。对4种炼蜜炮制所得蜜百合饮片进行水溶性浸出物、王百合苷B、百合总多糖各成分指标测定，根据各指标权重系数，采用综合评分法进行评价，确定最佳炼蜜工艺为：将蜂蜜置于（90±1）℃条件下恒温加热5.5 h，得中蜜。

炼蜜质量标准研究：从符合要求的4批蜂蜜中，各平行取4份，按照最佳炼蜜工艺制备16批炼蜜样品，参考《中国药典》方法，测定水分、5-羟甲基糠醛、果糖与葡萄糖含量。

测定结果：16批炼蜜中水分均值为11.49%，5-羟甲基糠醛均值为0.0036%，果糖与葡萄糖含量均值为69.90%，此3项指标均符合《中国药典》的要求。

目前国内对蜜百合炮制用辅料炼蜜没有统一的标准，项目组通过文献资料查询、专家咨询等方式汇总有关炼蜜的相关工艺。结果表明，所得最佳炼蜜工艺均未以炮制蜜百合为出发点进行考察，致使炼蜜工艺的研究没有一个统一的标准。本研究将炼蜜工艺与炮制蜜百合相结合进行炼蜜工艺的考察，既能保证蜜百合的质量，又能稳定炼蜜的工艺，此标准优于各文献炼蜜工艺的要求。

（10）优质中药饮片质量标准研究

将传统鉴别、显微鉴别、理化鉴别和检查项相结合，并明确含量要求；采用先进研究手段，如薄层扫描、高效液相、气质联用、扫描电镜等先进的检测技术，运用计算机数据处理技术研究指纹图谱等制定饮片质量标准，建立能反映其独特优势或临床疗效的完善的质量评价标准。

中药饮片质量标准研究以《中国药典》、各省中药饮片炮制规范及国外天然药物研究质量评价体系等为重要参照，重点突出饮片的特征。可以从饮片命名、饮片来源、炮制方法等多方面对中药饮片性状、鉴别、检查、含量测定、指纹图谱等进行探索和研究，加强饮片重金属与有害元素、二氧化硫残留、生物毒素（如黄曲霉毒素等）、有机农药残留等检查限度的研究。可以采用 HPLC-DAD、GC-MS 和 LC-MS 等分析方法对药材及饮片中的农药残留量和重金属含量进行检测，确定含量的限量范围，并考察加工过程中可能带来的污染物。

（11）中药饮片包装材料标准研究

针对不同类型中药饮片的性质和片型特点，选择聚乙烯塑料、药用 PVC、铝箔、茶叶纸袋等不同类型包装材料进行药物稳定性检测，重点评价药物经过不同材料包装一段时间之后性状、粒度、水分、含量等指标的变化，以及经包装之后包材物理性状的改变、包材对药物成分的吸附量定量测定、包材稳定性以及毒性降解产物测试等包材对药物的吸附性研究，要求符合卫生要求，防止二次污染。所建立的包装材料标准需包括各类包装材料的标准和包装材料标准化检测方法。

百合饮片包装与贮藏标准研究

研究采用聚乙烯袋、铝箔袋、牛皮凝膜纸袋 3 种包装材料，对比真空与否两种状态，将蜜百合分别装在冷藏环境（< 10 ℃）、阴凉环境（< 20 ℃，湿度 45 %~65 %）下进行长期留样考察，本实验在贮藏期 0、3、6、9、12、15 个月时进行取样研究。

包装材料的考察：研究结果发现，各种包装材料储存的蜜百合饮片均无出现霉变情况；不同包装材料储藏的蜜百合，水分均呈增加趋势，增加趋势依次为牛皮凝膜纸袋>聚乙烯袋>铝箔袋；蜜百合饮片浸出物随时间推移均有降低趋势，降低幅度依次为牛皮凝膜纸袋>铝箔袋>聚乙烯袋，但都符合《中国药典》的要求，对蜜百合饮片的质量影响不大；百合总多糖含量随着储藏时间的延长，呈下降趋势，下降幅度依次为牛皮凝膜纸袋>聚乙烯袋>铝箔袋。

储存条件的考察：研究结果发现，牛皮纸袋包装的百合由于密封性较差，容易吸潮而发生霉变、长虫，因此百合饮片不宜用牛皮纸袋包装，同时，湿度对百合饮片品质影响较大，结果与贮藏要求相符。铝箔包装、塑料包装的百合饮片水分、浸出物等指标差异不大，均符合规定的相关检测指标要求。铝箔包装的百合饮片（净制、蜜炙）中的多糖含量贮藏15个月后，总含量降低幅度为0.76%<10%，而塑料包装的百合饮片（净制、蜜炙）中的多糖含量则降低幅度为20.01%，超过20%，此二者的多糖含量的差异很大，而包装材料是否真空，以及储藏在阴凉条件下还是在冷藏条件下对百合多糖含量的影响较小，目前《中国药典》并未收载通过有效成分（或指标性成分）的定量测定法对百合饮片进行质量控制，而且铝箔材料成本高，不可透视百合饮片的外观性状，因此综合考虑，百合饮片的包装储藏条件为聚乙烯袋非真空包装，温度在20℃以下，相对湿度为45%~65%。百合药材的包装材料有聚乙烯塑料袋、纤维编织袋、麻袋3种。

根据文献调研、生产实践和研究结果，制定了《百合饮片包材标准（草案）》《百合中药材包装贮藏技术规范（草案）》。经查阅《中华人民共和国国家标准批准发布公告》与《中华人民共和国地方标准备案公告》，百合包装贮藏还没有单独的国家标准、行业标准和地方标准。本标准明确了百合饮片的最佳包材及适宜贮藏的环境条件。

（12）中药饮片商品等级标准研究

收集多批、多产地（道地产区、主产区）的不同等级药材，按标准化工艺加工成合格饮片，通过色度仪、电子鼻、薄层扫描、高效液相色谱、气相色谱—质谱联用、扫描电镜等现代仪器对上述饮片进行药材来源、饮片性状、大小规格、美观程度、显微鉴别、有效成分检查、指标性成分含量、指纹图谱研究、生物效应评价、重金属和农药残留等指标进行综合评分，采用 Delphi 法、盲法评价饮片等级，参照标准化工艺饮片的质量检查标准，并采用数学手段，将其形状指标的客观化数据与现代评价方法测定的数据进行聚类分析，再结合专家评价的值，确定饮片的等级。百合饮片等级标准见表4-5。

表4-5 百合饮片等级标准

项目		规格						备注
		百合基原			卷丹基原			
		大片	小片	统货	大片	小片	统货	
性状－长度/mm	药材	≥22	≤22	10≤L≤60	≥22	≤22	15≤L≤32	新增性状分级
	净制饮片	≥26	≤26	10≤L≤35	≥21	≤21	15≤L≤30	新增性状分级
	蜜制饮片	≥22	≤22	10≤L≤60	≥21	≤21	15≤L≤30	新增性状分级
鉴别	显微鉴别	应符合规定						同《中国药典》
	薄层色谱鉴别	应符合规定						同《中国药典》
检查	水分	应符合规定						同《中国药典》
	总灰分	应符合规定						同《中国药典》
浸出物		应符合规定						同《中国药典》
特征图谱		应符合规定						—
含量测定	总多糖	以葡萄糖计，应不少于17.0%						—
	王百合苷B、C、E	不得少于0.18%						—

（13）有效成分群质量传递规律研究

采用光谱、色谱等现代分析技术，结合基于有效成分群的指纹图谱整体控制和基于主要有效成分含量测定的重点控制新模式，探索百合、吴茱萸有效成分群在种植、采收、加工炮制等生产全过程中的质量传递规律（图4-11），揭示优质中药饮片规范化生产的物质基础。

（14）饮片质量可溯源体系的建立

采集与分析中药材种植、饮片加工、生产控制、包装、储存运输及质量控制等规范化生产过程信息，建立质量档案。采用二维码等现代技术，赋予中药材及饮片身份标识，建立质量可溯源体系（图4-12），实现饮片生产全过程的跟踪与追溯。

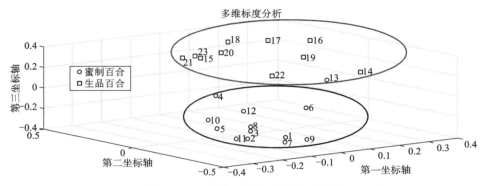

图 4-11 "药材—饮片"质量传递规律

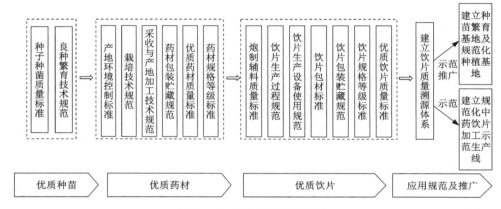

图 4-12 饮片质量溯源体系

(五)中成药、经典名方制剂的标准化生产及二次开发

1. 经典名方制剂标准化生产

以《中药经典名方复方制剂简化注册审批管理规定(征求意见稿)》中的经典名方为主要研究对象,从处方来源、历史沿革、方义衍变和临床应用以及中药材资源评估、药材基原与炮制情况等方面进行全面的研究和分析。充分研究"药材—饮片—标准煎液"与制剂的相关性以及与临床疗效的相关性,开展药材、饮片、中间体、标准煎液及制剂的质量概貌研究,形成从药材到饮片、标准煎液、制剂全链条的质量控制体系;同时,非临床毒理研究非常重视中药复方的毒理作用,故可据此建立相应的质量评价指标和评价方法,建立经典名方科学合理的标准体系。例如,五味消毒饮中的量值传递如图 4-13 所示。

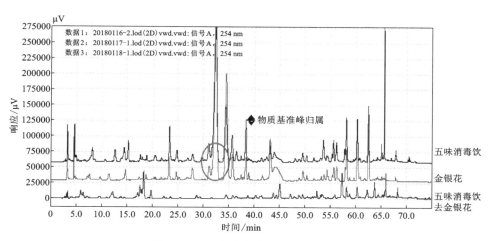

图4-13　五味消毒饮中的量值传递

作为指标成分的绿原酸可为五味消毒饮的研发提供依据。其中，成品及物质基准中指标成分采用成品含量测定色谱条件进样测定，金银花药材及饮片中指标成分采用《中国药典》含量测定色谱条件进样测定，并分别计算金银花药材与饮片、饮片与物质基准、物质基准与成品中绿原酸的含量，从而分析生产工艺的稳定性、合理性。

2. 中成药二次开发

随着人们对自身健康的重视程度不断提高，对相关医药产品的需求逐步扩大，医药产业长期以来一直保持较快的增速。中成药产业迅速发展的同时也暴露出严重的问题，如中药资源过度开发、自主创新能力偏低、专利保护不完善、中成药生产管理粗放、质量标准化滞后等。因此，中成药二次开发过程急需应用新的技术与方法，提高药品制备工艺水平，提升产品质量控制，从而带动中成药产业整体水平提升。

复方菝葜颗粒是国华制药有限公司自主研发的具有知识产权的独家上市品种，可用于改善肺癌、子宫颈癌伴有咳嗽、胸痛、带下异常等症状，可作为多种癌症的辅助治疗药物。复方菝葜颗粒具有抑制肿瘤生长，缓解各种临床症状，改善健康状况，提高患者生存质量等作用且安全性好，适宜临床推广应用，但该药存在物质基础不明确、质量控制落后，作用机制不完全清楚等问题，故进行二次开发，旨在提高产品质量，优化产业结构，拓展产业链。

建立符合复方菝葜颗粒多组分特点的"多维结构过程动态质量控制"创新质量控制技术体系。实时动态控制生产过程中涉及的药材、饮片、中间体、制剂、质量评价等多个环节，以及每个环节的各个维度，如药材的品种、产地、采收；饮片的加工炮制；中间体的提取、浓缩、纯化工艺；制剂过程中的制备工艺；质量控制过程中的组分定性定量分析、生物效应评价等。提升复方菝葜颗粒产品质量的均一性、稳定性、可控性。

（1）复方菝葜颗粒质量的标准化研究

采用 UPLC-Q-TOF 方法进行复方菝葜物质基础筛选，根据物质基础"组分结构"研究的结果对药材、饮片、成品进行质量控制，完善现行的质量控制方法，提升复方菝葜颗粒质量标准。

1）提供质量稳定的标准化中药材。以道地药材和规范化生产基地药材为标准化研究的原料，对其采收季节、采收部位、产地初加工技术进行系统的研究，规范初加工技术工艺。原料的鉴定与检验的标准以法定标准，以及部（局）的标准和省、自治区、直辖市的标准为依据。

2）重金属、砷盐、农药残留量。重金属、砷盐的具体测定方法参照《中国药典》中的方法及其限量规定。农药残留量测定参照《中国药典》规定，采用气相色谱法测定中药及制剂中有机氯、有机磷和拟除虫菊酯类农药残留量。

3）复方菝葜颗粒指纹图谱特征性研究。运用 UPLC 指纹图谱联合模式以及谱效关联的复方菝葜质量控制方法，提升质量标准的准确性。

a. 不同批次各药材指纹图谱的研究：应用多元回归法分析，建立各药材特征指纹图谱与成品的相关性。

b. 不同批次复方菝葜颗粒 UPLC 指纹图谱研究：应用聚类分析和组学方法分析，建立复方菝葜颗粒特征指纹图谱与成品的相关性。

结论：各批次制剂共有成分的出峰时间大致相同，成分较稳定（图 4-15）。

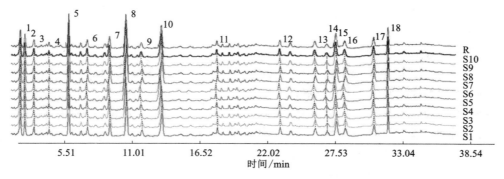

图 4-14 复方菝葜颗粒样品 UPLC 指纹图谱

（2）复方菝葜颗粒药效物质基础研究

通过筛选体外抗肿瘤药效物质，建立复方菝葜颗粒抗肿瘤活性的谱效关系，阐明抗肿瘤药效物质基础，为质量标准的提升提供依据和参考。

应用灰色系统理论建模软件（GTMS 3.0）对 10 个批次复方菝葜颗粒的 8 个已鉴定共有峰的量化峰面积和抗肿瘤药效进行关联度分析。结果表明，复方菝葜颗粒中的落新妇苷对其抗肺癌效果的贡献度最大（表 4-6），是复方菝葜颗粒发挥抗肺癌作用的主要药效物质。

表 4-6 各特征峰与药效的相关性

编号	峰号	保留时间/min	归属药材	关联系数	色谱峰定性
1	12	23.567	菝葜	0.945 3	落新妇苷
2	16	29.050	鱼腥草	0.928 2	金丝桃苷
3	5	6.450	鱼腥草	0.870 6	新绿原酸
4	8	11.165	菝葜、款冬花	0.850 7	绿原酸
5	14	27.533	款冬花	0.762 1	异绿原酸 B
6	15	28.237	款冬花	0.706 9	异绿原酸 A
7	18	32.519	款冬花	0.662 3	异绿原酸 C
8	10	14.092	菝葜	0.653 8	隐绿原酸

（3）复方菝葜颗粒生产工艺标准化的研究

1）前处理规范化净制：制定净选操作标准规范，建立性状鉴别、理化鉴别等检测标准以保证入药部位的正确性。①切制：考察药材厚薄、长短对有效成分（指标成分）溶出率、辅料吸收程度及其含水量等的影响，制定合理的切制方法与工艺条件。②炮制：考察炮制方式、辅料选择、辅料用量，以及炮制温度、时间等对饮片质量的影响，制定规范的炮制加工工艺，保证生产投料的品质。

2）生产过程的质量控制技术的研究：基于整体生物效应与化学成分指纹图谱特征的工艺合理性评价方法。

3）制剂生产工艺各关键环节控制点的研究：①以多指标活性成分和主要药效作用为评价指标，考查提取、过滤、浓缩、干燥、成型工艺的合理性；在保证药效物质和药理作用的基础上，考查生产成本和工业化适用性。②生产 GMP技术标准的提升：规范提取、分离、浓缩、干燥、成型设备技术标准；制定中间体、包装技术标准及操作规程。引入一步制粒等技术到复方菝葜的生产过程中，提升产品质量，提高生产效率，降低生产成本。

(六)药食同源药膳标准通则的拟定与发布

近年来，我国标准化事业在快速发展，国家标准、行业标准和地方标准的总数达到 10 万项，覆盖一、二、三产业和社会事业各领域的标准体系基本形成。标准化在保障产品质量安全、促进产业转型升级和经济提质增效、服务外交外贸等方面起着越来越重要的作用。

药食同源药膳标准通则属于中医药研究人员的主要研究工作之一，存在标准缺失、老化，标准体系不够健全等问题。因其属于中医药食疗范畴，为我国国粹文化，在注重养生保健的全球大趋势下，又同其他标准有所区别，还存在制定的标准参差不齐、标准引用率较低、市场应用较为混乱等问题，归根结底是由目前药膳的行业现状所引起的。多年来，我国药膳研究基础相当薄弱，尤以基础研究长期处于相对滞后的状态。例如，药膳的定义、原材料、烹调加工程序和食疗产品迄今尚无客观标准与规范；许多药膳食疗产品的有效性和安全性缺乏翔实可靠的依据，以致药膳产业开发和应用难以出现突破性进展。近10 余年来，国家对药膳研究逐渐重视，研究机构逐渐完善，1995 年正式成立中国药膳研究会，2009 年批准成立了世界中联药膳食疗研究专业委员会。药膳标准体系初见雏形，2004 年中国药膳研究会成立的"中国药膳制作标准"项目课题组，制定了《中国药膳制作及从业资质基本要求》(审查稿)，2009 年世界中联药膳食疗研究专业委员会成立了"国际药膳制作标准"课题组，研制国际药膳制作标准，发布《中国药膳制作及从业资质基本要求》，但是行业规范力度不够，各级标准价差混乱，仍然不能满足市场需求，达不到规范药膳行业发展的效果。

国外的药膳研究主要集中在日本、韩国等周边国家。日本在单位药膳有效成分、方剂学、方法学、药膳食疗动物模型、药膳资源的引种和药材提取及浓缩干燥 GMP 工艺等方面取得了突出进展。西方国家一些医药学术机构也开始重视药膳研究，如，在北美属于自然疗法范畴，研究机构对包括药膳在内的传统药的疗效及安全评估逐步得到关注和认可。

随着药膳的发展，药膳标准的需求也逐渐显现，为了满足市场、科技快速发展及多样性需求，更贴近市场需求，制订药食同源药膳团体标准，采取优胜劣汰的原则，让企业和市场自主选择执行标准，最大限度地释放企业和市场活力，推动药膳行业的发展。

湖南中医药大学、湖南省中医药研究院共同起草并发布了中华中医药学会团体标准《药食同源药膳标准通则》(图 4-15)。药食同源药膳标准通则，基于新兴交叉学科及市场需求，促进产学研协作的思路制定，突出团体标准特点、发挥团体标准作用、响应技术创新、满足市场需求，集中体现了药膳产业化和指导应用的中心思想。首先，充分考虑了药膳的个性化特点，在符合国家政策法规的前提下，定义了药食同源药膳，界定了其原料范围，药食同源中药材和食品，增加食品添加剂和营养补充剂的运用，解决了定义模糊不清、不规范，原材料混乱的问题；其次，通则中的一般要求提出了药食同源药膳的调理原则、配伍原则和禁忌以及适用范围，规范临床应用，保证了安全性和有效性；最后，通则附录中，提出了按照对应的体质对药食同源药膳进行分类的方法，在此基础上对 87 种药食同源中药的药性进行了匹配体质的推荐，可以指导药食同源药膳的临床应用。

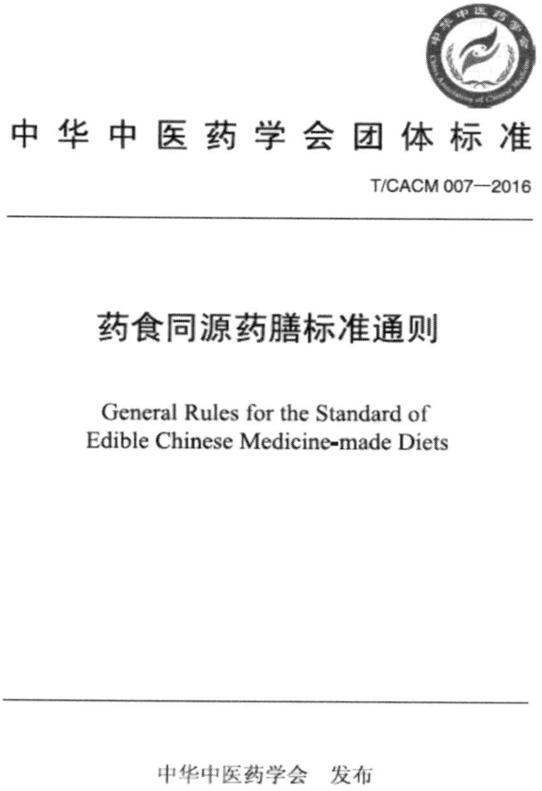

中华中医药学会团体标准

T/CACM 007—2016

药食同源药膳标准通则

General Rules for the Standard of
Edible Chinese Medicine-made Diets

中华中医药学会　发布

图 4-15　药食同源药膳标准通则

二、中药现代化研究的主要创新点

1. 湖南省中药资源信息化、数字化

根据湖南省中药资源分布的密度态势图和种类聚类分析，将湖南省中药资源划分为西北武陵山、西南雪峰山、南岭山脉、湘中丘陵、湘北湖区 5 个中药资源分区。这种中药区划研究，对科学布局中药材种植基地与种植种类具有重要指导意义。

2. 中药资源种子种苗标准化

起草并发布了 20 种具有湖南特色的中药资源种子种苗标准，具有先进性。

3. 药食同源中药规范化

利用团体标准这一重要抓手，满足药膳市场快速变化及多样性的需求，规范药膳行业发展的典型案例。《药食同源药膳标准通则》创新性地对 87 种药食同源中药进行匹配体质的推荐。

三、方药标准化研究成果

（一）项目管理成果

为了快速推进学科建设，湖南中医药大学不断深化科研体制改革，加强科研管理，并在科研创新建设、学科建设、创新队伍建设、人才培养四个方面取得了突破性进展。

主要的项目任务及完成情况

（二）协同创新成果

湖南中医药大学建成湖南省中医药研究院中药原料质量检测中心，于 2018 年 9 月获得省级质量第三方检测认证（CMA 认证认可）。中心在岗人员共 12 人，其中 4 人有高级职称，3 人有中级职称，最高学历为博士。中心建筑面积达 600 平方米，现有仪器设备总资产达 500 多万元，主要大型设备有超高液相串联飞行时间质谱仪、气质联用仪、液相色谱仪、气相光谱仪、原子吸收光谱仪、紫外分光光度计和薄层扫描仪等。中心主要任务为依据标准化法和产品质量法等有关法律、法规和相关标准，承担有关产（商）品的质量监督检验、新产品投产前的质量鉴定检验、免税产品质量检验、发放生产许可证产品的委托检验、资源综合利用以及有关机构、客户委托的产（商）品检验工作；开展检验技术和检测方法的研究；开发新的检验技术、检测方法和设备；参与制定标准。

四、经济价值或社会意义

1. 数据库建设

湖南省中药资源数据库解决了中药资源家底不明、信息不对称、资源保护措施和产业政策的制定依据不足等问题，为合理开发利用和保护中药资源，分类指导中药生产和制定中药中长远发展规划，为湖南经济和中医药产业发展提供服务，也为国家基本药物制度建设打下基础。

2. 中药材生产标准化

中药材生产标准化从源头上确保药材安全、有效，提升药材的品质，加强道地药材、珍稀濒危品种保护和繁育，实现中药材标准化生产及产地加工，从而保证中药材质量，促进资源恢复和增长。

3. 中药饮片标准化

中药饮片标准化可为中药饮片全程质量控制产业化提供示范、建立中药饮片从源头到生产过程再到成品的质量控制技术标准和规范体系，从而整体提升中药饮片产业的技术水平和技术含量，达到保障饮片质量稳定可控、用药安全有效的长远目标。

4. 中成药、经典名方制剂标准化

通过规范化、标准化研究后，建立一套科学合理、标准化的研发模式，助推经典名方上市，形成一批知名的经典名方中药品牌，充分发挥经典名方的价值。中成药二次开发有利于创新生产工艺，建立健全质量控制技术体系，提升产业结构，提高产品质量，拓展产业链；既符合中国传统医药继承中求发展、创新中求改变，最终走向世界的要求，也是对中药新药开发模式的一种有益探索。

5. 药食同源药膳标准化

药食同源药膳标准通则的制定有利于企业与管理部门在产品管理方面的协调统一，同时对促进产品创新、推动药膳行业健康发展都具有重要意义。这是中医药膳学术发展的需要，是药膳行业规范管理的需要，是促进药膳国际传播的前提。

方药标准数字化与方剂应用研究，依托方剂学省级重点学科而建立，于2011年纳入湖南省数字中医药协同创新中心，在数字中医药协同创新中心总体框架下，既承续方剂学重点学科原有的研究方向，又体现网络与信息化建设的特色，在已构建的数字化软硬件平台的基础上，继续搜集资料，完善方剂学数字资源，继续对经典名方、药膳食疗方、有效验方配伍及临床运用、方证对应

关系、方剂疗效机理与物质基础等进行研究。基本完成了研究任务，建立了方剂学数字资源网，将研究成果转化为教学资源在触摸式终端辅助教学以及互联网上开放共享，用于中医学教学和临床实践。

第二节　方药教学信息化与应用研究

一、方剂信息技术研究

(一)方剂配伍规律信息技术研究和方剂编码标准化研究

湖南中医药大学方剂学教学团队开展系列经方、名方的配伍规律信息技术研究，通过对部分经方、名方和验方的现代研究，在方剂配伍理论、疗效机制、物质基础及临床运用等方面取得了一些突破，确立了新的研究思路，为中药新药开发及中药、方剂的数字化、标准化奠定了基础。

(二)方剂教学与文献信息技术研究和药膳方标准化研究

该团队开展方剂教学及文献信息技术研究，充实完善方剂文献数据库、经方验案数据库，实现资源共享；开展药膳食材使用、药膳制作方法的标准化研究，建立了相关数据库。

二、方药数字化研究的主要创新点

1. 创建中医现代研究数据库

该团队通过对部分经方、名方、验方进行研究，在方剂配伍理论、疗效机制、物质基础及临床运用等方面取得了一些突破，并将研究成果进行数字化处理，建立了中医现代研究数据库。

2. 完善方剂相关数据库

该团队充实完善方剂相关数据库，实现资源开放共享，方剂教学、文献信息技术研究及药膳食疗方研究居于全国领先地位。建成了经方验案、药膳方、方剂配伍规律数据仓库与数据挖掘分析平台，对中药方剂进行数字化、信息化建设和标准化管理，为构建方剂编码标准、药膳方行业技术标准奠定基础。

3. 方剂数字资源在教学中的应用

该团队利用现代信息技术，特别是云技术，优化教学资源，将方剂研究数字资源转化于教学之中，激发了师生的主动性、协作性、创造性和成就感，并有效地促进了教学质量的提高。

三、方剂学科建设成果

(一)硬件条件建设

建设期间，团队两次获得中央财政支持地方高校资金项目及省级重点学科资金的资助。在这些资金的资助及数字中医药协同创新中心平台的支持下，购置了刀片式服务器(图4-16)、高性能电脑、移动工作站、触摸式实训终端系统(图4-17)及高性能磁盘阵列(图4-18)、高清倒置荧光显微镜、多功能凝胶成像系统、实时荧光定量PCR仪、多功能酶标仪等设备。建设期间，新增仪器设备总价值369.21万元，新增科研实验室面积446.1平方米，这些硬件建设为研究工作的顺利开展和资源大规模共享提供了硬件保证。

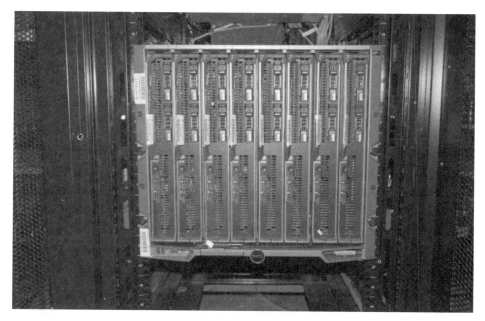

图4-16　刀片式服务器

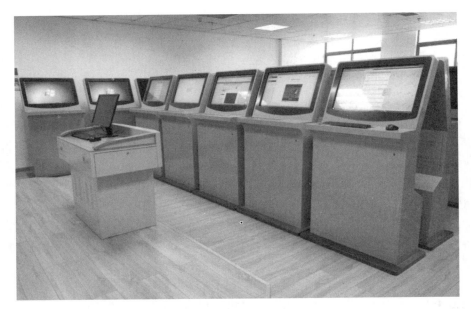

图 4-17　触摸式实训终端系统

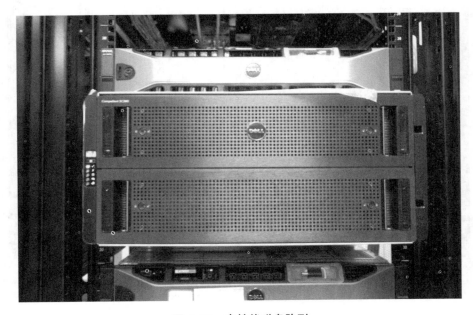

图 4-18　高性能磁盘阵列

(二）人才队伍建设

建设期间，团队的人才队伍结构进一步完善，年龄老化问题有所缓解，学历层次有所提高。其中 2015 年、2016 年、2020 年、2021 年先后引进青年硕士 1 名、博士 3 名。在引进人才的同时，平台还通过"从方剂到临床"第二课堂和互动教学等多种形式和途径发现人才。在学有成就的老专家、老教授的带领下形成了一支有活力和前景的教学、科研队伍。

在建设期间，团队成员中，2 名获得博士学位；注重"名师"的培养，其中袁振仪教授被评为"德艺双馨优秀教师""教学名师"，尹周安被评为湖南中医药大学"优秀教师"。为了提高人才培养质量，制订本科课程实训计划，大胆改革创新，在图、文、声、像 4 个方面进行方剂学教学实训。在建设期间，平台成员中 1 人获"中医药社杯"高等学校中药学类专业青年教师教学设计大赛一等奖（图 4-19）、2 人获优胜奖。指导大学生参加泛珠三角区域(9+2)中医大学生临床能力竞赛，获团体二等奖 3 项；指导全国中西医结合临床技能大赛，获团体一等奖 1 项。获教学成果奖 9 项，其中《方剂学》课程建设特色和示范作用获湖南省教育教学改革发展优秀成果奖一等奖（图 4-20），"从方剂到临床"第二课堂构想与实践获湖南省教育教学改革发展优秀成果奖一等奖（图 4-21），中医《方剂学》系列拓展课堂构建及教学方法改革与实践获高等教育省级教学成果奖（图 4-22），"瘀血型心绞痛的中医辨治"获湖南省首届微课大赛二等奖（图 4-23）。培养博士研究生 13 名，硕士研究生 25 名。

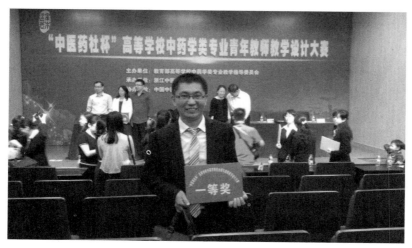

图 4-19 "中医药社杯"高等学校中药学类专业青年教师教学设计大赛一等奖

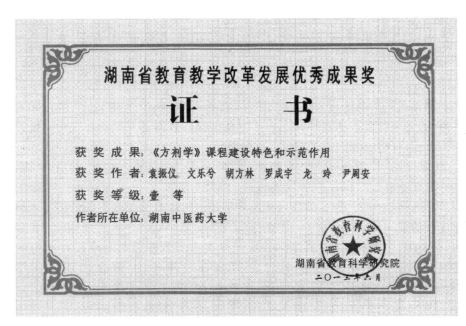

图 4-20　湖南省教育教学改革发展优秀成果奖证书（2013 年）

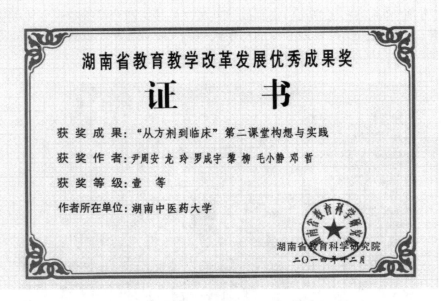

图 4-21　湖南省教育教学改革发展优秀成果奖证书（2014 年）

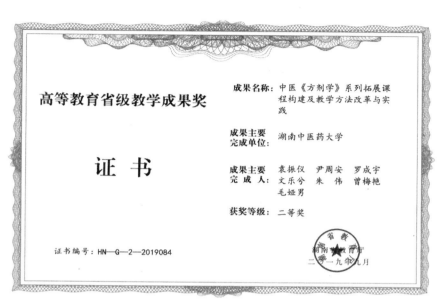

高等教育省级教学成果奖

证　书

成果名称：中医《方剂学》系列拓展课程构建及教学方法改革与实践

成果主要完成单位：湖南中医药大学

成果主要完成人：袁振仪　尹周安　罗成宇　文乐兮　朱　伟　曾梅艳　毛娅男

获奖等级：二等奖

证书编号：HN—G—2—2019084

二〇一九年九月

图 4-22　高等教育省级教学成果奖证书（2019 年）

序号	单位	作者	微课名称	等级
17	国防科学技术大学	赵翔	如何让数据更美	二等奖
18	中南大学	李宇晟	关节脱位	二等奖
19	湖南师范大学	刘建兵	手性	二等奖
20	湘潭大学	湘潭大学大学英语教学部第一教研室	大学生英语语音语调问题 20 讲 第 16 讲 连读	二等奖
21	湘潭大学	向蓉	感恩节的过去和现在	二等奖
22	湖南中医药大学	韦昌法	欧拉图与一笔画问题	二等奖
23	湖南中医药大学	袁振仪、朱伟、简维雄、刘惠娜、谢龙	瘀血型心绞痛的中医辨治	二等奖
24	湖南中医药大学	晋溶辰	吞咽障碍的护理评估	二等奖
25	湖南中医药大学	刘芳	荧光发光原理	二等奖
26	南华大学	周立峰	照明计算—平均照度基本计算公式	二等奖
27	南华大学	刘彦	福氏耐格里阿米巴	二等奖
28	南华大学	南华大学	毒蛇咬伤的现场急救	二等奖

图 4-23　"瘀血型心绞痛的中医辨治"获湖南省首届微课大赛二等奖

(三)数字资源系统建设

方剂数字资源系统的建设是围绕方剂学课程相关知识及教学、科研、临床需要展开的,数字资源平台涵盖的资料丰富,借助此平台,能进行文献、数字挖掘的研究,并能为教学、科研、临床和产品开发提供参考信息。建设期间构建了1个方剂学数字资源网,完善了方剂配伍理论数据库查询系统、历代名医名方验案数据库查询系统、方剂现代研究数据库查询系统等7个数据库系统。构建方剂微课、方药图谱辨识、以药组方、病证选方系统。依托数字化创新实验室平台,将数字化研究成果转化为教学资源,成功开设方剂学系列拓展课程:《〈方剂学〉解读》《基于疾病的中西诊疗思维综合训练》《中医妇科方剂选讲》《从方剂到临床》。拍摄制作省级在线精品开放课程《〈方剂学〉解读》(图4-24)、《基于疾病的中西诊疗思维综合训练》(图4-25)、《中医妇科方剂选讲》,前两项已获得省级立项,其中《基于疾病的中西诊疗思维综合训练》还是线下省级精品课程。《方剂学》线上线下混合式课程被评为省级和国家级一流本科课程(图4-26)。

继续完善和升级"方剂学在线考试系统"(图4-27~图4-28),实现了无纸化考试,极大地方便了方剂学的教学,已有广西中医药大学和南京中医药大学等院校共享我们的在线考试资源。

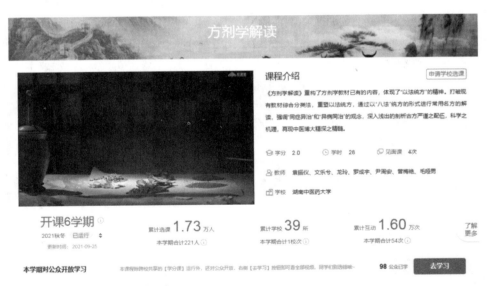

图4-24 《〈方剂学〉解读》省级在线精品开放课程

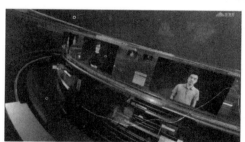

图 4-25 《基于疾病的中西诊疗思维综合训练》省级在线精品开放课程

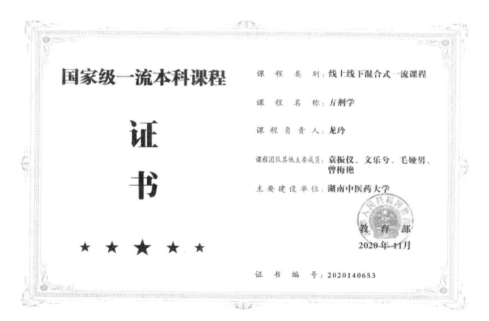

图 4-26 《方剂学》线上线下混合式国家一流本科课程

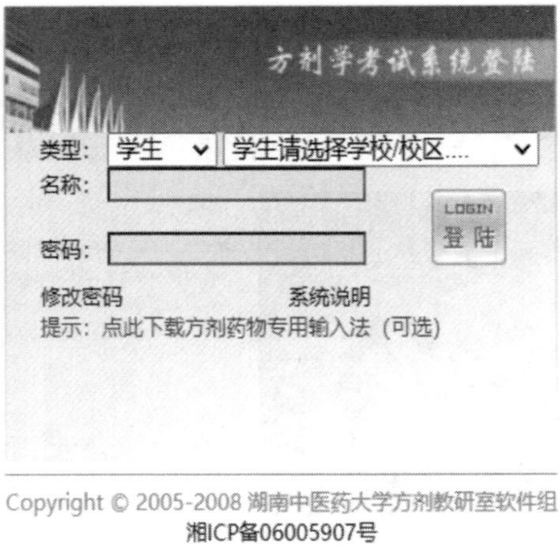

Copyright © 2005-2008 湖南中医药大学方剂教研室软件组
湘ICP备06005907号

图 4-27 《方剂学》在线无纸化考试系统登录页面

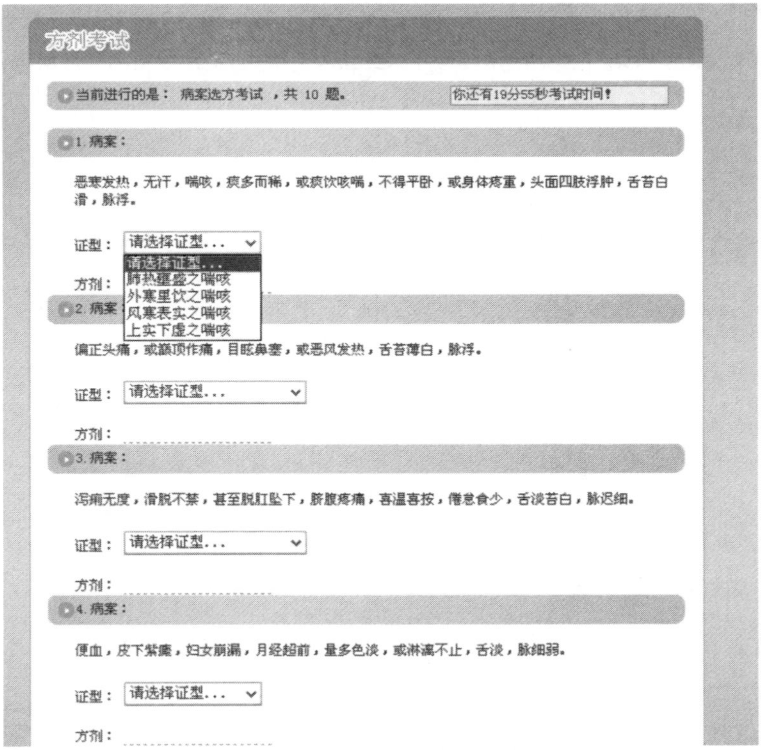

（1）

146

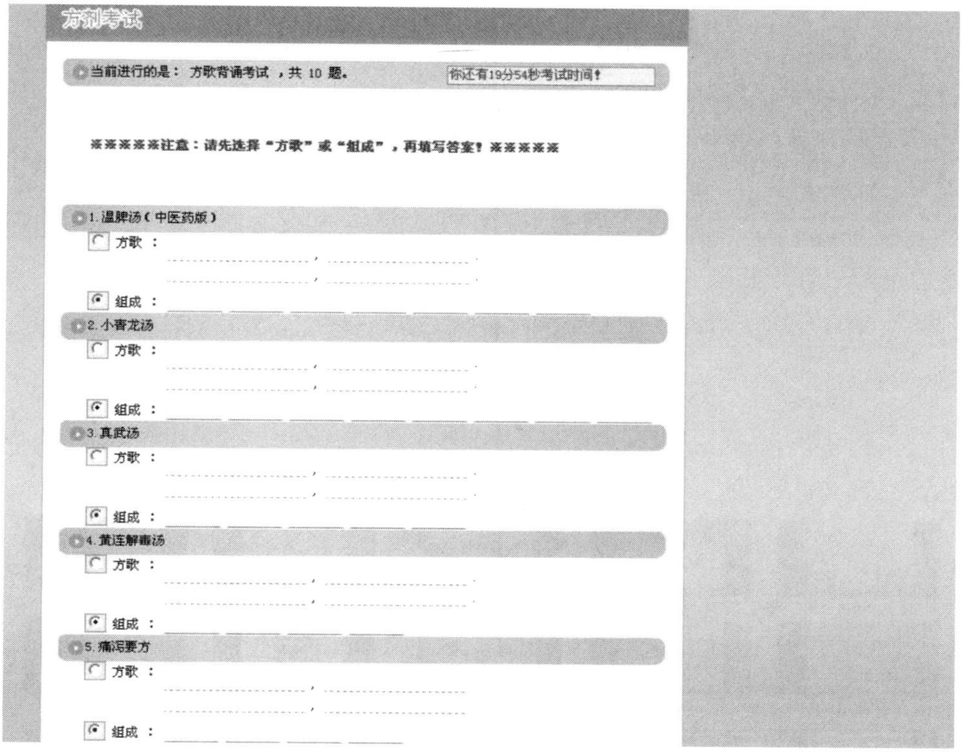

（2）

图 4-28　《方剂学》在线无纸化考试系统页面

　　利用现代信息技术（特别是云技术）优化教学资源，将方剂教学数字资源应用于教学之中，激发了师生的主动性、协作性、共享性、创造性和成就感，并有效促进了教学质量的提高。以平台成员为主的团队被评为湖南省级教学团队，包括了多名教学水平高、教学质量好的专家、教授，我们将其授课、讲座等影音资料采集处理后，建立了方剂学教学优质音频、视频资源库（图 4-29、图 4-30）。

　　构建的方药相关数据库系统及方剂学数字资源网站、软件为中医临床工作提供了诊疗辅助，为科研工作者提供了研究思路，为教学模式的转变提供了工具支撑，还使优质的教学资源得以永久保存并广泛共享，有利于扩大团队在全国的知名度。

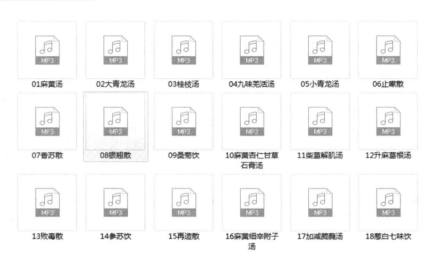

图4-29　方剂学优质音频资源库

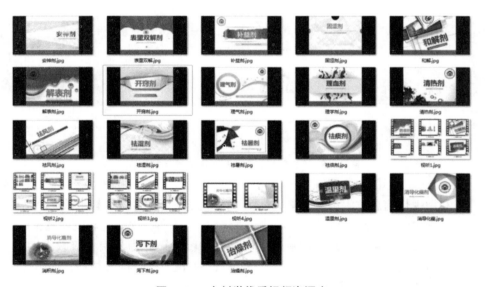

图4-30　方剂学优质视频资源库

（四）教研、科研情况

1.方剂应用研究方面

（1）妇科方剂学研究

系统研究历代及湖湘中医妇科方剂学；研究经、带、胎、产、杂5大妇科疾病的组方用药规律；研究妇科血证、围绝经期综合征、绝经后冠心病和骨质疏松症等疾病的治法、方药及其作用机制；进入全国中医妇科方剂研究先进行列。

（2）经方应用研究

深入系统开展经方理论和临床应用研究，研究经方理论渊源、学术思想、组方用药规律、临床应用、现代药理和毒理等；编纂经方理论与临床应用研究文集；对 3 个经方的疗效和作用机制进行实验与临床研究。

2. 方剂作用机制方面

（1）方剂配伍及其疗效机制的研究

以甘露消毒丹为研究对象，体外与体内研究相结合，研究其全方及残方抗 EV71、CoxA16 的作用机制；通过研究基于 let-7 microRNA 介导的 Shh 信号通路，探讨滋阴活血明目法诱导穆勒细胞重编程治疗视网膜色素变性的分子机制；研究痛泻要方对功能性消化不良大鼠胃肠动力障碍的调节作用，通过痛泻要方对 FD 大鼠胃、肠 Cajal 间质细胞超微结构及缝隙连接蛋白 Cx43 表达的影响，探讨痛泻要方调节 FD 大鼠胃肠动力障碍的可能机制。这些研究为临床用药提供了相关理论依据，对临床用药有一定参考价值。

（2）名方治疗难治性疾病

例如，精神疾患、耐多药结核病、肿瘤的疗效及其机制的研究，确立了新的治疗思路及其相应的中药新药并加以推广。将"月华丸"更改制剂为月华胶囊，探讨了其对耐多药结核菌的体内外药效作用及其机制，体外对耐多药结核菌的生长抑制作用；体内对造模耐多药结核鼠体质量、脏器病变指数、病理形态改变等的改善作用。

3. 方剂教学及文献信息技术研究方面

（1）完善网络教学

充分发挥本学科省级精品课程资源的作用，在省级精品课程建设的基础上，申报省级在线精品开放课程 3 门，获得立项 2 门，获得省级、国家一流课程各 1 门。

（2）方剂文献信息库的构建

包括方剂配伍理论数据库查询系统（图 4-31）、名医名方验案数据库查询系统（图 4-32）、方剂现代研究数据库查询系统（图 4-33）等 7 个数据库系统。

（3）方剂资源的整理与挖掘

整理湖南省民间中医药单方、验方 700 余万字，方剂 28 000 余首。在药膳食疗数字资源方面，继续完善"东方药膳""东方食疗与保健"数据库。通过对本土中医药单方、验方及药膳食疗方的收集整理，独特技术资源的挖掘，提升中医药防病治病的水平，促进了中医药事业的壮大发展。

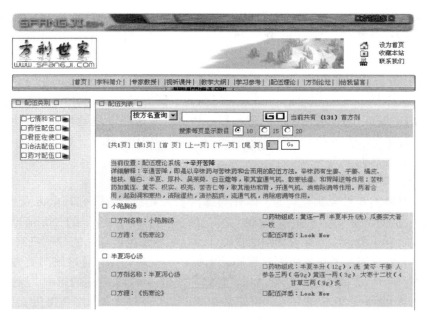

图 4-31　方剂配伍理论数据库查询系统

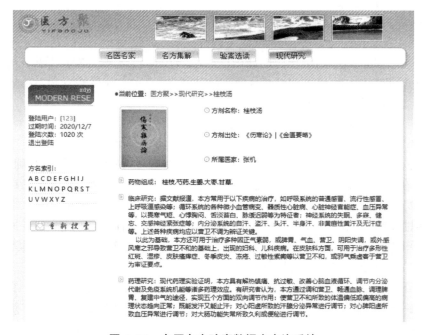

图 4-32　名医名方验案数据库查询系统

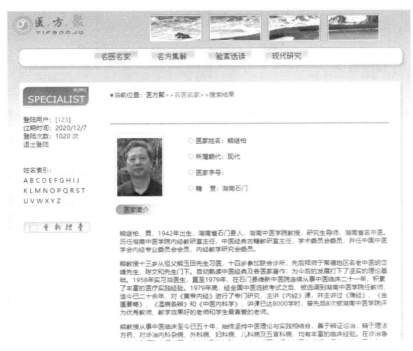

图4-33 方剂现代研究数据库查询系统

(4)经典名方研究

经典名方文献研究取得进展,2018年获得湖南省科技厅重大项目1项,即"经典名方历史沿革及其方义衍变考究"。获得中药经典名方复方制剂系列方养精种玉汤、当归六黄汤及开心散等3项横向文献研究课题。

4.教研、科研成果

团队的数字化研究促进了教学和科研的发展,建设期间,团队成员主持国家级科研课题3项,省部级课题12项,获得纵向科研经费164.5万元,横向科研经费7.2万元。申请专利4项,获得专利授权2项。发表论文50篇,其中CSCD论文12篇。出版教材9部,著作21部。获科研成果奖励3项,其中湖南省科技进步三等奖1项,教研成果奖励9项。

代表性纵向科研项目

代表性横向科研项目

代表性教研项目

代表性论文

四、经济价值或社会意义

(一)科研效益

1. 服务于教学

方剂学数字资源平台的建设为教学提供了更好更先进的条件,为包括本科生、硕士研究生、博士研究生在内的各层次人才培养提供服务。年使用的学生人次为 12 000 人次,其他为 50 000 人次。

2. 促进学科研究

方剂学数字资源平台的建设有利于促进方剂学的科学研究。借助方剂学数字资源平台,进行方剂学文献、理论研究及挖掘,从多方面多角度查询方剂学研究的新技术和新方法,促进方剂学的进一步研究等。年查询人次为150 000 人次。

3. 助力临床实践

方剂学数字资源平台的建设有助于临床医疗实践,为医疗实践提供方剂运用的参考。

4. 精品课程的开发与共享

开发的省级在线精品开放课程《〈方剂学〉解读》和《基于疾病的中西诊疗思维综合训练》等已有 39 所学校共享,提高了本学科在全国的影响力。

5. 人才培养

方剂学数字资源平台的建设培养出了一支具有开拓创新精神和能力的教学、科研学术团队。

(二)学术影响

团队积极开展学术交流,促进平台建设。参加国际、国内学术会议 128 人次,其中与数字中医药相关的国际、国内会议 25 人次。在 2013 年南京举行的中华中医药学会方剂学分会第十三次学术年会上,文乐兮教授作了题为"《中医妇科方剂选讲》教材建设与教学实践"的大会主题发言;2014 年袁振仪教授在哈尔滨举行的中华中医药学会方剂学分会第十四次学术年会上作题为"开设'基于疾病的中西医诊疗思维综合训练讲堂'设想与实践"的发言,同年 12 月应教育部教指委邀请在南京召开的"中医人才培养模式创新实验区暨创新性课程建设研讨会"上发言,皆得到同行专家的一致称赞;2015 年 8 月,尹周安老师应邀参加首届全国中西结合肿瘤高峰论坛,并作题为"从《金匮要略》虚劳病篇谈肿瘤术后综合征的中医处理"大会发言,获得大会优秀论文奖。2019 年 12 月罗成宇老师参加国际数字医学学会数字中医药分会年会，并应邀作"2011 湖南省数字中医药创新中心——数字方药资源"的报告。

为了扩大学科在境外的学术影响，团队分别邀请了加蓬共和国郭末博士作主题为"我的中医之路及中医在加蓬的发展"学术报告；邀请英国中医学院院长助理乔奎元教授进行"中医药及其教育在英国的现状"的学术讲座；邀请谢鸣教授前来我学科作"方剂与临床"学术讲座。团队成员欧阳建军、袁振仪等老师先后应邀赴中国台湾讲学；尹周安老师在美国西北健康科技大学做访问学者期间，为该校师生作了有关中医的系列讲座，获得该校师生一致好评，2015 年10 月应邀赴韩国圆光大学作题为"中医与传统文化"的讲座。2017 年袁振仪教授应邀赴韩国圆光大学讲学，深受好评。

鼓励团队成员参加国际国内各种学术会议，扩大了本学科在国际及国内同行中的影响，促进了学术交流，把握了学术发展动态。

第三节 中成药智能制造示范

一、成果概况

中成药智能制造示范项目以湖南汉森制药股份有限公司中药口服液体制剂大品种四磨汤口服液为载体，推进智能装备、自动化控制、制造执行、资源计划管理等关键技术在中药口服液体制剂领域的应用。集成自动化控制技术、在线质量检测技术和新一代信息技术，应用 2 种工业互联网系统与设备，应用 3 种智能制造支撑工业软件，应用 5 大类 15 种安全可控智能制造核心技术装备，在产品质量提升方面应用计算机视觉和机器学习 2 种人工智能技术，构建中药口服液体制剂数字化车间，实现中药口服液体制剂的智能制造，保障中药产品的安全有效和质量均一。

二、成果具体任务分解

（一）中药口服液体制剂工艺流程布局

本项目以四磨汤口服液等中药大品种为示范，结合产品工艺，进行整体工艺流程布局，包括提取精制车间、制剂车间、包装车间和仓库，确保产品工艺的合规性。

（二）中药口服液体制剂数字化生产线建设

1. 口服液洗烘灌封联动线和口服液包装线

本项目建立口服液洗烘灌封联动线和口服液包装线，实现口服液灌装、灭菌、内包、外包等工序的自动化，提高生产效率。同时通过联动生产线的建设，减少洁净区内的人员操作，保证产品质量。采用全自动灯检机，以计算机视觉代替人工灯检，大大降低了灯检人员的劳动强度，提高了灯检效率，消除因人员导致的误差。

2. 中药生产过程工艺参数的在线测量和监控

本项目建立中药提取车间自动化控制系统，在单元装备上安装智能在线测量仪表，采用可编程逻辑控制器（programmable logic controller，PLC）和现场控制实现单元工艺参数的检测与控制；采用分布式控制系统（distribnted control system，DCS）实现单元工艺装备的集成，实现管道化、模块化和数字化生产，提高生产效率，减少能源浪费，使药品质量更加稳定。所建立的集成式自动化控制系统具备权限管理、工艺参数与配方管理、生产状态实时显示、工艺流程图及仿真、生产报表管理及打印、批次管理、工艺参数数据统计分析、动态与历史趋势分析、报警信息管理与处理、故障诊断等功能。

3. 基于过程分析技术的在线质量监测系统的研制

本项目采用近红外光谱、超高效液相色谱等先进分析技术，建立中药口服液体制剂等工艺环节生产过程在线质量检测系统，实现四磨汤口服液提取精制过程产品质量的实时动态检测。

4. 生产流程的可视化、远程监控与故障诊断

本项目通过监控和数据采集（supervisory control and data acquisition，SCADA）系统实现各生产车间的生产设备控制系统、过程分析系统、空调系统、环境系统等独立系统的数据采集与统一管理，将多维异构数据进行标准化处理，实现关键生产数据的统计分析和可视化，构建实时数据库、过程报警、统计报表管理、移动终端管理、远程诊断子系统等功能模块。

（三）中药口服液体制剂智能制造支撑工业软件建设

1. 制造执行系统

本项目建立制造执行系统（manufacturing execution system，MES），包含物料管理、配方管理、称重与配送、电子审批记录、批次复核与执行、排产排程、工艺参数管理、设备管理、生产报表管理、质量追溯等功能模块。

2.企业资源计划

本项目建立以企业资源计划(enterprise resource planning,ERP)为核心的企业资源管理系统,提升客户订单、在库物料、产品构成的管理能力,依据客户订单,按照产品结构清单制订物料需求计划,减少库存,优化库存。同时在企业中形成以计算机为核心的闭环管理系统,使企业的人、财、物、供、产、销全面结合、全面受控、实时反馈、动态协调,以销定产、以产求供,降低成本。

(四)中药口服液体制剂智能物流与仓储系统建设

本项目采用轻型高速堆垛机、高参数自动化立体仓库、智能多层穿梭车、高速托盘输送机、高速大容量输送与分拣成套装备、车间物流智能化成套装备6种智能制造核心技术装备。建立自动化立体仓库,建立立体仓库管理系统(warehouse management system,WMS),实现出入库业务、仓库调拨、自动搬运等自动化管理。通过入库业务、出库业务、仓库调拨等功能与批次管理、物料对应、库存盘点和即时库存管理等功能的综合运用,有效控制并跟踪仓库业务的物流,实现完善的企业仓储信息管理。

(五)中药口服液体制剂大数据平台

本项目建立中药口服液体制剂大数据平台,研究基于人工智能的生产过程自适应控制技术及系统,实现生产工艺的可预测优化。

研究基于人工智能的生产过程自适应控制技术及系统,对数据库平台存储的海量生产数据和管理信息进行提取,采用大数据挖掘技术对海量信息进行数据挖掘,并形成可视化知识和反馈控制策略,指导生产监控层、制造执行层进行合规性自适应调整,达到提高质量稳定性和均一性目标,从而实现中药口服液体制剂的数字化、网络化和智能化制造。

(六)中药口服液体制剂数字化车间信息集成与通信网络建设

1.中药口服液体制剂数字化车间信息集成

中药口服液体制剂数字化车间实现 MES 与 ERP、PLC、DCS、WMS、SCADA 系统等独立系统的交互集成,实现物料管理、称量管理、设备管理、生产管理、质量追溯等功能,全面提升生产制造过程的工艺和质量管控水平,充分发挥工厂生产潜力,并对生产过程及设备实现全程追溯和全面监控。

2.中药口服液体制剂数字化车间通信网络建设

中药口服液体制剂数字化车间建立融合多种新技术的工业以太网,采用控制总线、以太网、Internet 等方式进行通信和连接,实现现场、车间、企业层的信息共享及优化管理。建立工业互联网安全系统与设备，通过设置网络隔离、硬件防火墙和虚拟局域网络确保网络安全。采用先进的硬件安全管理、软件安全管理和安全规则管理确保整个企业信息安全得到保障。

三、技术路线

（一）项目总体路线图

本项目以中药口服液体制剂制造工艺为基础，结合药品质量控制要求，构建由生产控制层、制造执行层、资源计划层和智能决策层组成的中药口服液体制剂智能制造体系（图4-34），并突破中药口服液体制剂关键短板装备——四磨汤口服液提取精制过程质量在线检测装置与系统及基于人工智能的生产过程自适应控制技术，打造以智能工厂为载体、以关键制造环节智能化为核心的中药口服液体制剂数字化车间。

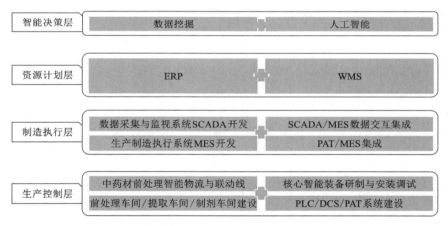

图4-34　智能工厂整体架构图

1.生产控制层

由生产设备、仪器仪表、在线检测和控制系统等构成，通过安装在设备上的在线测量仪表和传感器对生产过程中的工艺参数进行测量和自动控制，使生产工艺操作和参数控制得到科学、有效、严格的控制，确保生产符合SOP和GMP要求；通过采用过程分析技术，建立中药生产过程在线质量检测系统，实现原料、辅料、成品的快速质量检测，实现关键生产环节的在线质量监测，最终实现质量实时放行，在线剔除不合格品的目标。

2. 制造执行层

在生产控制层的基础上，采用物联网、信息技术，建立监控和数据采集系统、制造执行系统，通过监控和数据采集系统实现生产设备控制系统、过程分析系统、空调系统、环境系统等独立系统的数据采集与统一管理，将多维异构数据进行标准化处理，实现关键生产数据的统计分析和可视化。通过制造执行系统，实现生产监控层和资源管理层的交互集成，实现订单下达、排产排程、物料管理、称量管理、设备管理、生产管理、生产执行、质量管理、生产分析、质量追溯等功能，全面提升生产制造过程的工艺和质量管控水平，充分发挥工厂生产潜力，并对生产过程及设备实现全程追溯和全面监控，提升生产执行效率，降低生产成本，满足安全和监管要求，以更快的速度将产品和服务推向市场，提升企业整体竞争力。

3. 资源计划层

建立以 ERP 为核心的企业资源管理系统，提升对客户订单、在库物料、产品构成的管理能力，依据客户订单，按照产品结构清单制订物料需求计划，减少、优化库存。同时在企业中形成以计算机为核心的闭环管理系统，使企业的人、财、物、供、产、销全面结合、全面受控、实时反馈、动态协调，以销定产、以产求供，降低成本。

建立仓库管理系统，包括出入库业务、仓库调拨、立体货架、有轨巷道堆垛机、出入库输送机系统、穿梭车、机器人、智能分配小车、通信系统、自动控制系统、计算机监控系统（supervisory computer control system，WCS）、计算机管理系统，空调系统等。采用先进的控制、总线、通信（如无线、红外等）和信息技术（如 RFID 等），由计算机控制跟 ERP 无缝对接，实现收货、组盘、入库、出库、拣选、盘点养护、发货、库存统计和报警、报表生成的自动化。

4. 智能决策层

研究基于人工智能的生产过程自适应控制技术及系统，对数据库平台存储的海量生产数据和管理信息进行提取，采用大数据挖掘技术对海量信息进行数据挖掘，并形成可视化知识和反馈控制策略，指导生产监控层、制造执行层进行合规性自适应调整，达到提高质量稳定性和均一性目标，从而实现中药口服液体制剂的数字化、网络化和智能化制造。

（二）工厂总体设计

1. 项目建设地点

本项目的建设地点位于益阳市赫山区龙岭工业集中区，占地面积7420.8平方米，建筑面积24422.4平方米，主要包括前处理车间、提取精制车间、制剂车间和智能仓库等(图4-35)。

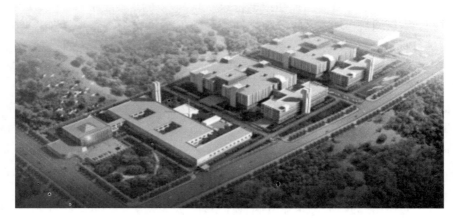

图4-35　中药口服液体制剂数字化车间鸟瞰图

2. 项目产品简介

项目目标产品为四磨汤口服液(图4-36)等中药口服制剂。四磨汤成方收录于明代《痘疹金镜录》,由木香、枳壳、乌药、槟榔组成,在江南民间广泛用于婴幼儿乳食内滞证。1996年,湖南汉森制药股份有限公司将其开发成现代中药制剂——四磨汤口服液,治法也扩大为顺气降逆,消积止痛。用于婴幼儿乳食内滞证,症见腹胀、腹痛、啼哭不安、食欲不振、腹泻或便秘;中老年气滞、食积证,症见脘腹胀满、腹痛、便秘;用于腹部手术后促进肠胃功能的恢复。也有文献报道四磨汤口服液在治疗新生儿黄疸、胃食管反流、病毒性肠炎、便秘型肠易激综合征、中毒性肠麻痹等疾病的成功病例。临床应用表明四磨汤在治疗肠胃动力不足所致的便秘、腹胀腹痛、消化不良等方面疗效显著,是增强婴幼儿肠胃功能以及促进产后、腹部手术后肠功能恢复的首选药物,也是一种目前市场上唯一的复合型肠胃动力药。该药多次被评为湖南名牌产品、湖南省高科技产品,并多次被授予湖南省产品质量奖。为此,"四磨汤治疗运动功能障碍性胃肠疾病的多中心临床实验研究"课题(课题编号:2009CB523002)获2008年"973"项目"中药成方、验方的现代临床实验研究"的资助(课题的入选原则为对已有肯定临床疗效的中药成方或验方进行多中心现代临床实验研究)。

四磨汤口服液横跨了助消化类、肠胃动力类、止泻类、通便类四大用药种类。按胃肠疾病用药2 400 000万亿元市场规模的40%测算,约有960 000万元的市场规模,再扣除助消化类、肠胃动力类、止泻及通便类胃肠疾病用药中的强势品牌所占的市场份额后，仍有 400 000 万元以上的市场空间，潜力巨大。四磨汤口服液的临床疗效肯定，产品市场达到一定规模，未来发展空间大，其质量控制的关键技术已基本成熟，且具有自主知识产权，技术水平处于国内领先地位。

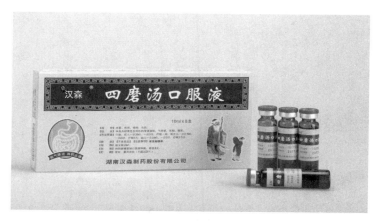

图 4-36　四磨汤口服液产品图

四、项目建设现场

（一）项目建设内外部现场

项目建设现场场景见图 4-37~图 4-40。

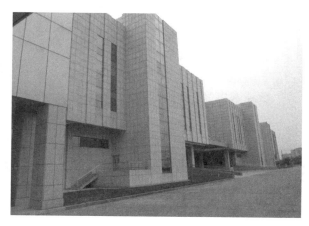

图 4-37　口服液智能制造车间

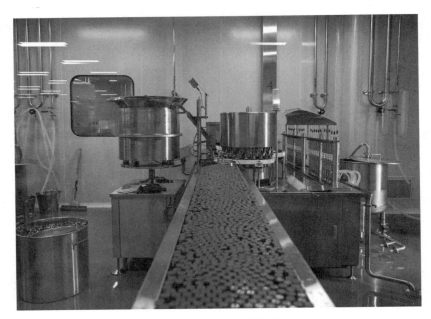

图 4-38　口服液灌装线

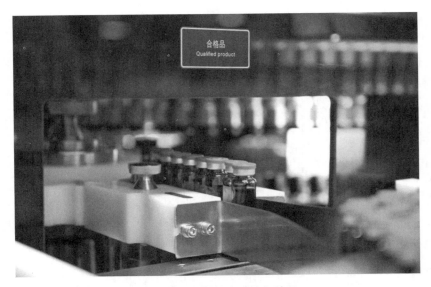

图 4-39　口服液自动化灯检机

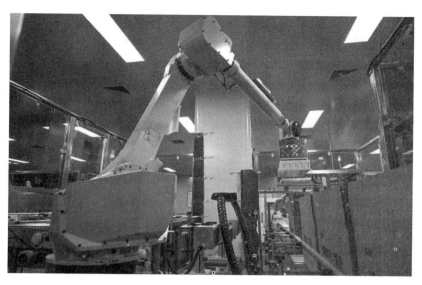

图 4-40 口服液自动转运机器人

(二) 成果创新点

1. 建立生产过程的数字化管理体系，实现产品质量可追溯

改变目前药品生产记录管理不规范现状，减少人为因素影响，建立药品全生命周期的数字化管理，满足产品质量可追溯要求。制药企业的信息化管理已经成为必然的趋势，与传统人工采集数据方式相比较，MES 数据采集方式具有实时性强，准确性、完整性高的特点。通过引入 MES 实现对生产过程的管控，通过新一代信息技术手段，实现 MES 与以 ERP 为核心的企业资源管理系统、WMS 及其他各业务系统的集成，建立药品全生命周期的数字化管理。

2. 实现流程化生产，减少人员操作，提高生产效率

通过以设备为中心，以生产为主线，实现多部门的协作管理，将原有的工段独立管理优化为流程串联管理，工艺、设备、生产、质量等部门紧紧围绕中药制造这一核心目标，全面实现数字化的并行管理，使跨部门的信息能够在最短时间内实现传递和共享，最大限度地减少了等待、审批时间，提高了生产效率。

3. 包装与检测工段的自动识别与检测，提高检测精度

由于生产工艺以及封装技术的影响，在灌装过程中，产品中可能含有纤维、毛发、漂浮物等可见异物，异物的存在将危害用药安全。目前，基本上都是采用人工灯检的方法，通过目视检测药液中的可见异物，检查速度慢、操作

烦琐、可靠性差，还容易对药品造成二次污染，而基于机器视觉的药品检测能够实现药品在线、高速、高精度的自动化检测。

4. 实现中药生产过程关键环节的在线质量检测

采用近红外光谱、高效液相色谱等先进分析技术，建立生产环节近红外在线检测模型，采用自主开发的近红外在线检测预处理系统，实时自动地对待测液体进行过滤、恒温、消泡、调速等操作，使其达到近红外在线检测要求。解决了近红外在线检测过程中中药不溶性杂质多、流量不稳定、易产生气泡、温度波动较大而检测困难的问题，实现关键工艺环节中间体质量的实时动态在线采集、分析和监测及生产过程质量数据的可视化及工艺参数优化。

5. 将高速高精度视觉检测与识别技术应用于口服液瓶内异物检测

本项目设计了口服液异物的高速高精度视觉检测算法。

①首先建立异物在口服液中的运动轨迹模型，并对序列帧图像进行亚像素抖动消除和形态学噪声滤波，得到具有明显异物特征的消抖图像，然后对序列消抖图像进行二次差分处理，分割出具有异物特征的图像单元，最后，将异物特征图像序列输入到已训练过的 OS-ELM 神经网络中，识别出异物类型。

②采用频域 FFT 进行图像配准，然后通过形态学处理、CNN 神经网络分割、SVM 支持向量机分类等处理流程，检测出口服液中是否含有毛发、纤维、橡胶屑、玻璃屑、昆虫等可见异物，判别当前被检产品是否合格。

6. 将多机器"手眼"协调的高速跟踪—包装—分拣控制技术应用于口服液生产线

项目开发了口服液质量视觉检测机器人对高速运动物体进行精确定位、跟踪剔除等机构和视觉识别分拣方法，研制多轴机械手视觉识别分拣系统、高速并联蜘蛛手视觉伺服分拣系统和多种高速异物剔除机构。基于视觉引导的机械手抓取方法突破了传统抓取过程中目标位置不确定、目标高速运动以及精确度不高等技术难题，实现了高速生产线中多类次品的无破损精确分拣，解决了口服液质量视觉检测机器人高速无损剔除等重大难题。

7. 建立基于 RFID 和条码技术的智能仓储物流系统

通过物流规划技术和系统集成技术，应用物流输送技术和仓库管理系统，建立基于 RFID 和条码技术的智能仓储物流系统，通过配备条码生成及自动粘贴装置、各类输送机、机器人码垛系统、自动识别系统、拣选系统、穿梭车、巷道堆垛车、组合式货架、WCS、WMS 等，可自动完成物料的信息采集、输送、识别、拣选、码垛、输送堆垛、自动储存、自动出入库等作业。实现物料流转、出入库业务的自动化控制和信息化管理，提高仓储物流效率。实现 WCS 与 WMS、以 ERP 为核心的企业资源管理系统等系统的交互集成，实现基础数据同步、入库单据、出库单据的系统间交互，达到商流和物流一体化的应用目标。智能仓储物流系统的实施应用，最大化利用了空间，降低了物流成本，整合了物流资源，优化了物流程序，缩短了物流作业周期，提高了物流效率，实现了物流标准化和规范化，优质高效地保证了物品的综合管理、控制和配送。

（三）成果先进性

1. 技术指标分析

①项目实施后，生产效率将提高 25%，运营成本将降低 33%，产品生产周期缩短 34%，产品不良品率降低 20%，单位产值能耗降低 11.5%，生产工艺数据自动数采率在 90% 以上，车间自控投用率在 90% 以上。

②采用 15 种智能制造核心技术装备的创新应用，采用 3 种以上智能制造支撑工业软件；基于采用机器学习的中药口服液工艺可预测优化技术，采用 1 种关键短板装备——在线质量检测技术及系统；采用 2 种工业互联网集成应用。

2. 与国内外先进水平的比较

①建立中药材前处理与饮片炮制数字化生产线，提高药材原料的质量稳定性。

②建立四磨汤口服液提取精制过程质量在线检测装置与系统，实现关键工艺环节在线质量检测。

③建成中药行业智能物流与仓储装备，实现原材料、半成品、成品等物料的自动化、信息化、智能化的存储及配送转运。

④实现工艺参数与质量参数的协同在线监控，建立工艺与质量信息数据仓库，构建覆盖生产全生命周期的质量控制体系。

⑤通过 MES 与以 ERP 为核心的企业资源管理系统、DCS 等系统的协同集成，构建一体化业务管控体系，实现生产的合规化、精细化、可视化，完整批次的生产过程跟踪和质量追溯。

⑥构建了基于人工智能的中药口服液体制剂质量反馈调节系统，初步实现关键生产工艺的自适应反馈优化调控。

⑦建立流程型智能制造工厂，实现信息自感知、优化自决策、控制自执行等目标，形成中药口服液体制剂智能制造新模式。

（四）国内外影响力

1. 提高产品质量

本项目智能制造系统实时监测工厂内各种参数及设备运行状态，严格按照工艺要求进行自动控制，使设备协调、稳定地运行，避免设备调配不当、设备使用不充分,从而减少人为差错,关键工艺参数稳定性提高 20% 以上,提高产品质量稳定性和均一性。

2. 技术创新

目前国内对中药生产过程自动化控制技术的研究处于快速发展阶段,但多数自动化控制技术仍以单元设备控制为主,缺乏工艺环节之间物料的自动转移,很多工段依旧需要人工进行,还存在生产效率较低、质量控制水平不高、产品质量稳定性较差等不足。项目深入研究中药生产过程自动化控制技术,开发先进自动化控制方案,建立集成式自动化控制系统。在此基础上建立全过程质量控制技术和生产信息管理技术,从根本上提高中药制药企业的质量控制和生产管理水平。项目的实施将引领我国中药制药企业进行大品种技术升级和改造,具有较强的技术创新意义。

3. 节能环保

当今能源压力巨大、国家提倡节约型社会。中药生产过程自动化控制及全过程在线质量控制技术的推广应用,将大大降低制药企业人员投入,提高生产效率。集成式自动化控制技术的产业化应用,减少了中间人工操作环节,杜绝了中药资源在生产转移环节的浪费,改善了生产环境,减轻了生产过程对环境的污染,节能环保意义明显。

4. 行业带动作用

本项目将装备技术、自动化技术、过程分析技术、新一代信息技术等先进制造技术集成融合应用于中药口服液体制剂生产过程,实现了中药口服液体制剂的数字化、智能化制造,推动中药口服液体制剂行业的转型升级。

(五)成果应用

1. 中药提取自动化生产线

本项目建立中药提取自动化生产线,实现中药提取生产过程的自动化控制,集成提取、浓缩、醇沉等单元工艺与装备,实现中药提取过程的管道化、模块化和数字化生产,提高生产效率 20% 以上,减少了能源消耗,降低了批次间差异性。

2. 在线质量检测系统

中药口服液体制剂提取精制过程在线质量检测系统,实现提取等关键生产环节的在线实时取样检测,与传统的高效液相色谱法相比,检测时间缩短 40% 以上。本技术的实施,提升了中药生产过程在线质量监测的自动化水平,实现了快速检测放行。

3. 自动化包装技术

本项目建成包装自动生产线并配套装箱、码垛机器人，实现中药口服液体制剂产品的自动化包装，较传统的包装方法相比，提高了人均劳效和生产效率。

4. SCADA 系统

本项目建设 SCADA 系统，实现对生产过程数据、生产状态、设备状态、故障信息、批次数据、操作记录等信息的实时采集、归档、存储、统计、汇总、分析；实现一线生产、检验、管理数据不可更改的实时记录，从而实现同批次药品生产过程信息传递的追溯和不同批次药品生产过程信息的自动比较分析，最终实现从原料至成品生产全过程的安全生产质量管理以及生产过程实时可控。

5. 车间 EMS

本项目建立车间 MES 并实现与 ERP、DCS 的高度集成，实现了中药生产工艺过程、生产设备与信息系统的融合，90% 以上的生产设备实现数字化管控，消除了单元设备的"信息孤岛"，有效地减少了信息不透明导致的沟通与审核等待的时间和生产过程信息最大程度的共享，实现了生产过程中生产准备情况、工艺参数、质量检测、公用系统等各类信息的实时化、透明化管理。

该项目投产后，可实现年产中药口服液体制剂 20 000 万支，预计实现年销售额 50 000 万元以上，年利润总额 8 000 万元以上。同时带动相关行业的发展，产生明显的间接经济效益。主要示范品种四磨汤口服液通过自主创新技术成果产业化，实现现代科技和传统中药的结合，有利于智能制造相关技术成果在中成药发展领域的应用与转化，为我国中药产业现代化、标准化、国际化发展营造良好的示范效应。

（六）成果获奖情况

1. "湖南省智能制造示范车间"

湖南汉森制药股份有限公司的中药口服液体制剂智能制造车间获得"湖南省智能制造示范车间"荣誉（图 4-41）。

2. 省级成果

湖南汉森制药股份有限公司的"中药多指标成分控制及生产集成自动化控制关键技术研究"被认定为省级成果（图 4-42）。

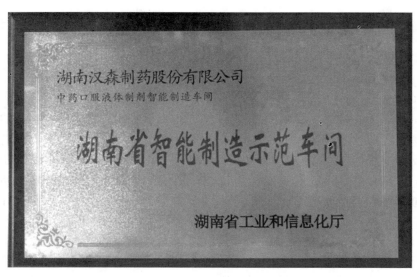

图 4-41　"湖南省智能制造示范车间"荣誉证书

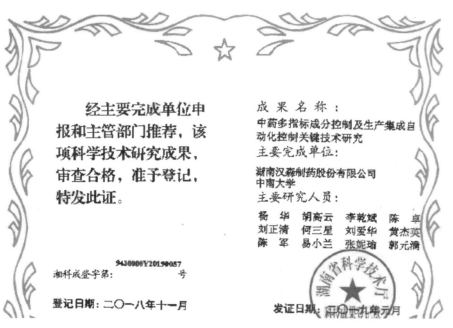

图 4-42　省级成果认定证书

第五章

中医临床数字化与应用研究

    数字化医疗是把现代计算机技术、信息技术应用于整个医疗过程的一种新型的现代化医疗方式。将先进的网络及数字技术应用于医疗工作中，有效整合患者的诊疗信息、卫生经济信息与医院管理信息等各类信息，实现各种医疗信息的数字化采集、转换、存储、传输及后处理，使各类业务流程被优化以及信息利用最大化，已成为医院科学管理和提高医疗服务水平的有效手段。其中，诊疗资料信息的数字化处理是其基础和关键。

    数字化医院是医院信息化全面、深入发展的高端形式，以数字化手段支持循证医学的实施，运用临床实践指南、临床路径和医学知识库，采取最有效的措施，大大提高了诊断的准确率，也使医院各个就诊环节的工作效率得到提升。因此，数字信息化对提高医疗服务水平、合理使用卫生资源具有重要意义，医院数字化医疗建设是现代医疗发展的必然趋势。

    随着中医医院信息管理系统的广泛应用，一些中医医院在辨证论治、中医电子病历、中医临床路径、中医康复治疗等方面取得了较好成效。但是，绝大多数中医院仅限于某个方面的信息系统应用较好，缺少中医诊疗系统集成，存在中医诊疗信息孤岛问题，难以实现中医经验信息共享，不利于中医经验传承创新。因此，中医临床数字化诊疗平台的研究作为中医信息化建设的核心问题之一，在现代中医信息化发展中备受关注。湖南中医药大学第一附属医院作为国内较早开展中医临床数字化诊疗平台项目建设的医院，经积极探索，在这方面取得了一定的成效。

第一节　中医临床数字化诊疗平台

中医临床数字化诊疗平台具有自动获取病患诊疗信息、智能化辨证、中医处方、中医特色治疗等功能，是临床医生的得力助手。该平台与医院临床信息系统无缝对接，广泛应用于临床科室。此平台包括中医数字化诊疗集成平台系统、辨证论治系统、中医临床路径子系统、中医特色治疗子系统、中医诊疗知识库分系统、智能化体质辨识与中医养生及移动医疗系统等。

以中医肝病研究为例。湖南中医药大学第一附属医院建设的中医临床数字化与应用研究平台依托国家中医临床研究基地、国家中医药管理局重点学科、卫生部国家临床重点专科。湖南省医学学科领军人才孙克伟任平台主任、湖南省名中医陈新宇为核心成员，国医大师潘敏求，湖南省新世纪 121 人才工程人选葛金文、喻嵘，第五批全国中医临床优秀人才陈斌等为骨干成员，主要进行中医药临床科研信息一体化方法及数字化中医医院示范的研究，主要对包括黄疸病在内的慢性肝病的相关中医病证名、辨证论治模式、临床疗效机制开展数字化与应用研究，建立了中医药防治慢性肝病技术文献数据库、诊疗方案与临床路径技术库，实现中医药防治慢性肝病技术资源的数据化、可分析化。

该平台先后承担了国家"十五"攻关项目"慢性乙型肝炎中医辨证规范及疗效评价体系的研究"；"十五"国家科技攻关计划"基于信息挖掘技术的名老中医临床诊疗经验及传承方法研究——刘祖贻、谌宁生、谢剑南学术思想及临床经验研究"；国家"十一五""十二五"科技重大专项项目"慢性重型肝炎证候规律及中西结合治疗方案研究""慢加急性肝衰竭中西医结合治疗方案优化研究"；国家中医药管理局中医药标准化项目"中医内科（肝胆病）等五个系统常见病诊疗指南参与制修订"；国家中医药管理局"中医药古籍文献和特色技术传承专项""黄疸古籍文献挖掘与出版"；国家中医药管理局中医药信息"十一五"重大专项《中医医院信息化建设基本规范》研究；"艾滋病和病毒性肝炎等重大传染病防治"国家科技重大专项；"十二五"项目"慢性乙肝病毒携带者中医综合干预方案研究"等一系列国家级中医临床标准化、信息化研究项目，研究水平居国内先进水平。

一、中医肝病术语规范化、标准化研究

2012 年，国家中医药管理局颁布了《中医药文化建设"十二五"规划》，明确提出：要加强中医药标准化、信息化建设。具体到中医临床，要以中医诊疗

技术数据化为手段，创建中医药诊疗规范、术语及信息标准，实现中医临床诊疗的规范化、标准化，提高中医临床诊疗水平，并以此推动中医的国际化进程。

使用规范、统一、标准的中医术语是实现中医临床辨证论治过程标准化，进而建立中医临床评价体系的基础。同时，中医术语标准化也是中医药相关领域信息化工作的基础。基于标准化的中医术语能够充分发挥计算机信息处理的能力，实现中医药信息高速高质地采集、储存、管理与利用。而中医临床评价体系是实现中医临床科学、客观、综合评价中医药在新时代健康发展，推动中医药现代化事业进程的重要保障力量。

目前，中医肝病术语使用较为混乱，存在的主要问题有：术语的名称不统一，分类不系统，对症状的临床特征不重视，表达同一个概念的名称繁多，许多名称不是严格的术语却被当作术语使用等。中医肝病术语的规范化研究目前还处在起步阶段，对肝病定性的思路和框架尚没有统一标准。在肝衰竭黄疸病中医临床科研信息一体化技术平台建立中，规范、准确的肝衰竭黄疸病中医临床术语是建立肝衰竭黄疸病中医临床科研信息一体化技术平台的重要基础和保证。

在科技部、国家中医药管理局的支持下，国家中医（肝病）临床研究基地——湖南中医药大学第一附属医院，开展了基于电子信息处理技术的中医黄疸病术语规范化研究。对中医黄疸病古今文献、临床病历、临床科研信息采集系统及电子病例报告表（case report form，CRF）进行收集存储、检索、分析、统计，在数据化处理方式的支持下对其病名、证候诊断、中医治则治法、中药、方剂、辨证论治规律进行规范化、标准化研究。结合目前的临床、科研实际需求，确定术语覆盖范围、完善术语分类框架，通过多渠道收集肝衰竭黄疸病的相关术语，遵循科技语的命名原则规范，以已有的中医药国标、行业标准、《中国药典》等权威性著作，如《标准化法》《确立术语的一般原则与方法》《中医药学名词审定原则与方法》等文件为依据，利用现代信息技术，在标准化、规范化的基础上，充分运用计算机、数理统计、数据挖掘、人工智能等方法，结合专家咨询论证，明确术语之间的逻辑关系，建立术语间的概念体系，形成了中医黄疸病临床术语词典，最终实现中医黄疸病术语规范化、标准化。

（一）确定术语集的覆盖范围

选取肝衰竭黄疸病的临床文献及权威书籍，从中整理相关术语，并收录临床病历书写所必需的其他类术语。同时，将临床科研信息采集系统及电子 CRF 采集的术语重新纳入术语集，使其进一步完善。

1. 中医内科图书

①教材类：全国统编教材，五年制、七年制、八年制等学制教材；大型中医内科高级工具书。

②临床参考丛书：对黄疸有完整论述者（包括病因、病机、证候、治法、方药等）。

③个人专著类：中医药界著名专家、教授、学者的个人经验总结类著作。

2. 中医文献

入选文献病例应符合权威公认的肝衰竭西医诊断标准；中医辨证明确；各证型有确切的症状、体征描述；属于临床研究或临床观察类文献。

①分别以"肝衰竭、重型肝炎、黄疸"等中西医疾病名称为主题词或自由词检索，以 OR 相连。

②以"中医、中药、中医药、中西医"为主题词或自由词检索，以 OR 相连。

③以"随机、对照"进行全文检索。

④（① AND ② AND ③）即为检查结果。

3. 临床科研信息采集系统及电子 CRF

临床科研信息采集系统及电子 CRF 包含肝衰竭临床科研采集系统中的相关采集点，以及肝衰竭科研 CRF 量表中的相关项目。

（二）确定术语的分类框架

根据疾病的发生、诊疗经过等，可将肝衰竭黄疸病划分出 24 种术语分类，包括诱因、中医病因、中医病机、中医病位、中医病性、症状、体征、中医舌象、中医脉象、检查结果、中医疾病诊断、西医疾病诊断、中医证候诊断、中医治则、中医治法、西医治法、中成药、中药饮片、西药、方剂、预后、病势转归、穴位、治疗结局（表 5-1）。

表 5-1 24 种术语分类

术语分类	术语名称	同义术语	释义
诱因	无明显诱因	无	没有明显的引起发病的原因
中医病因	疫疠	疫毒、戾气、毒气、邪毒	指具有较强传染性、流行性、季节性和特异性的一类致病因子
中医病机	本虚标实	虚实夹杂	慢性重型肝炎既有肝、脾、肾受损的正虚，又有湿、热、瘀、毒之实邪为害

续表5-1

术语分类	术语名称	同义术语	释义
中医病位	肝	无	五脏之一，与胆相为表里，居于胁下，其经脉布于两胁
中医病性	寒热错杂	无	寒热邪气并存的病理变化，导致寒热表现同时并见
症状	乏力	全身无力、疲乏	自觉周身疲乏无力
体征	目黄	巩膜黄染、双目发黄	两眼巩膜呈均匀黄染
中医舌象	舌体胖	舌胖大、舌胖	舌体较正常偏大，伸舌满口或有齿痕
中医脉象	脉弦	无	脉来形直体长，搏动稳重且弛张度较大
检查结果	总胆红素升高	无	总胆红素是直接胆红素和间接胆红素二者的总和，正常值为 3.4～17.1 μmol/L，肝衰竭患者总胆红素大于 340 μmol/L
中医疾病诊断	黄疸	黄病、瘅、疸	以目黄、身黄、小便黄为主症的一类疾病
西医疾病诊断	慢性肝衰竭	慢性重型肝炎	在肝硬化基础上，肝功能进行性减退导致的以腹水或门脉高压、凝血功能障碍和肝性脑病等为主要表现的慢性肝功能失代偿
中医证候诊断	湿热内蕴证	湿热蕴结证、湿热壅盛证、湿热蕴脾证、湿热发黄证、湿热炽盛证	湿热互结，热不得越，湿不得泄，以身目黄染、色鲜明；身热不扬；恶心或呕吐；口干、口苦或口臭；脘闷、纳呆、腹胀，胁肋灼痛；小便黄赤，大便秘结或黏滞不畅；舌红苔黄腻，脉滑数或濡数等为常见症的证候
中医治则	祛邪扶正	祛邪安正	对邪气实而正气偏虚的病证，应采取以消除病邪为主，扶助正气为辅，使邪去而正安的治疗原则
中医治法	清热祛湿	清热除湿	清热药与祛湿药并用，适用于湿热蕴结证的治疗方法
西医治法	静脉滴注	输液、点滴、静滴、挂水	通过输液管，将大量液体和药物由静脉输入体内的方法
中成药	参仙乙肝灵	无	湖南中医药大学第一附属医院自制中成药

续表5-1

术语分类	术语名称	同义术语	释义
中药饮片	茵陈	因尘、马先、茵陈蒿、因陈蒿、绵茵陈、绒蒿、细叶青蒿、安吕草	菊科植物滨蒿或茵陈蒿的干燥地上部分,味苦、辛,微寒,归脾、胃、肝、胆经,有清热利湿、退黄之效
西药	注射用泮托拉唑钠	泮立苏	规格:80 mg。包装:注射用玻璃瓶灌装,1瓶/盒。生产厂家:杭州中美华东制药有限公司。执行标准:《中国药典》。批号:国药准字H20050668。有效期:24个月
方剂	凉血解毒化瘀方	无	赤芍60 g,丹参15 g,虎杖15 g,茵陈30 g,栀子10 g,大黄10 g,白术10 g
穴位	肝俞	无	属足太阳膀胱经。肝之背俞穴。在背部,当第9胸椎棘突下,旁开1.5寸
预后	预后不良	无	是指病情危重,或尚无有效的治疗方法,患者可能死亡或不能治愈
病势转归	正胜邪退	无	是指在疾病过程中,正气奋起抗邪,正气渐趋强盛,而邪气渐趋衰弱,疾病向好转方向发展
治疗结局	有效	无	症状、体征、肝功能均有好转

症状、体征等术语名称可派生出许多逻辑相关的名称,这些名称将中医黄疸病临床术语词典大致划分出10种属性类别,包括程度、因素、特征、频次、时间、量的变化、性质、分型和分期、部位、阴性判断(表5-2)。

表5-2　10种属性术语

属性术语	名称	同义术语	释义
程度	明显	无	能够很容易被觉察到;可以充分观察到。例如:皮肤黄染明显
因素	进食后	食后	摄入食物以后。例如:进食后腹胀
特征	反复发作	无	多次出现。例如:恶心、呕吐反复发作
频次	次数增多	无	某症状或体征发生的频率增加。例如:小便次数增多

续表5-2

属性术语	名称	同义术语	释义
时间	夜间	晚上	从日落至日出之间的时段。例如：夜间体温升高
量的变化	增多	加多	量增多。例如：小便量增多
性质	胀痛	无	疼痛伴有发胀感。例如：胁肋胀痛
分型和分期	失代偿期	无	通过自身的调节不可以维持正常，病情越来越重。例如：肝硬化失代偿期
部位	胁肋	胸胁	侧胸部，腋下至十二肋骨下缘部位的统称
阴性判断	淋巴结无肿大	无	未扪及肿大的淋巴结

（三）术语的整理、规范研究

以从临床文献、权威书籍、临床病历、临床科研信息采集系统及电子CRF收集的肝衰竭黄疸病的中医术语为基础，结合已有的中医药国标、行业标准、《中国药典》等权威性著作，形成肝衰竭中医疾病、中医证候诊断、中医治则、中医治法、中药、方剂等内容的规范化术语。

鉴于在中医症状、体征、病因、病机等方面尚缺乏统一的能够直接引用、借鉴的术语标准，本研究中症状、体征、病因、病机等内容术语，主要先从临床文献、权威书籍、临床病历、临床科研信息采集系统及电子CRF等中收集，然后遵循科技术语的命名原则即单义性、简明性、约定性、系统性、国际性，以《标准化法》《确立术语的一般原则与方法》《中医药学名词审定原则与方法》等文件为依据再进行规范化整理加工。

（四）中医黄疸病临床术语词典

按照拟定的24种分类，进行相关术语的收集、整理。统计每条术语出现的频次，根据频次确立相似术语中每条不同表述的术语权重，结合语言表达习惯，根据单义性、准确性、约定性、统一性、发展性原则，确立该条术语；同时根据频次依次列举出相似术语，列入该术语的同义术语。参考《中医诊断学》《中药大辞典》等工具书，完成各条术语的阐释，形成中医黄疸病临床术语词典初稿。

（五）专家论证

中医黄疸病临床术语词典初稿完成后，首先进行第一轮专家论证；运用专家函调法，将初稿邮寄给国内中医领域相关资深专家（全国各地中医医院、中医学院医疗、教学、科研人员）；对回收的初稿意见整理分析，找出专家意见比较集中和有争议的条目，结合原始资料中该条目的频数分布，作出相应修改和补充。然后将修改后的术语集再次印发给专家，进行第二轮论证，重新征求意见，形成初步共识。最后邀请专家召开咨询座谈会，进行现场讨论，以进一步对中医黄疸病临床术语词典初稿达成一致意见，形成中医黄疸病临床术语词典完成稿。

中医药标准化工作任重而道远，中医药标准化不仅仅是术语标准化，还包括技术标准化的建立。我们应该边学习边实践，继续努力搞好中医临床标准化工作，并逐步推广。

二、临床科研一体化信息平台及肝病临床管理与随访平台

湖南中医药大学第一附属医院将国家中医药管理局公共卫生专项、数字中医药湖南省高校"2011 协同创新中心"建设有机结合，与中国中医科学院、湖南大学计算机学院合作，实现多学科、交叉学科的协同创新，开展了以慢性肝病中医临床数字化建设为示范的中医临床数字化、标准化的研究，构建了多个肝病临床管理与随访平台。这些平台是国内首创的肝病临床研究和随访平台，可动态、全程、终身管理我院住院、出院、门诊和院外分中心的病患，还可在院内、院外、省内、省外采集真实世界的研究数据，并进行相关的数据挖掘、分析。

（一）重症肝炎中医药防治管理信息平台

2013 年，为加快推进重大疑难疾病研究，国家中医药管理局下达了中医药部门公共专项——中医药防治重大疑难疾病临床服务能力建设项目任务，将重症肝炎中医药防治信息管理平台建设列为其重点研究项目之一。

以国家中医药管理局大力支持的"中医药防治重大疑难疾病临床服务能力建设项目"为契机，结合湖南省国家中医临床研究基地重症肝炎防治特色，搭建重症肝炎中医药防治管理信息系统，利用现代信息技术，构建区域内中医药临床数据支撑平台和管理服务共享体系，通过协作网络，整合信息资源，促进信息共享、集成与利用，为切实提升平台人员利用中医药防治重症肝炎的临床科研综合能力，为推进重症肝炎中医药特色防治体系建设，降低其发病率和病

死率等提供技术支撑。重症肝炎中医药防治管理信息平台(图5-1)的构建真正实现了"基本应用真实世界的中医临床科研范式",对切实提升中医药防治重症肝炎等重大疑难疾病的临床能力和科研水平有直接现实的意义。

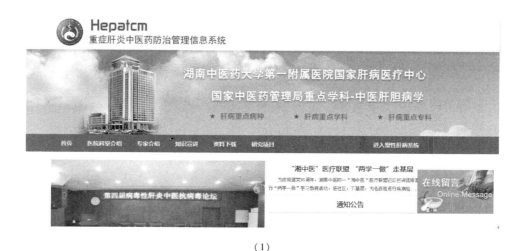

（1）

（2）

图5-1　重症肝炎中医药防治管理信息平台

(二)中医药防治重症肝炎随访—临床科研平台

湖南中医药大学第一附属医院建立了以慢性(重症)肝病患者管理 APP(图5-2、图5-3)为载体,对区域内重症肝炎患者从预防、保健、医疗、康复等方面进行信息化健康管理的平台,实现对慢性肝病信息的收集、记录、随访、挖掘、分析,为临床研究提供系统、精准、真实的科研数据,逐步实现对重症肝炎及慢性肝病患者健康管理的全过程信息化监管、指导。

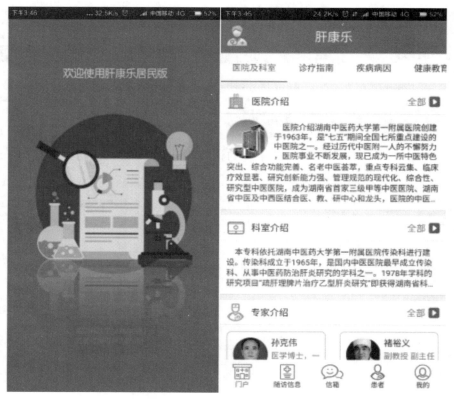

图 5-2 慢性肝病患者管理 APP(肝康乐居民版)

与湖南大学计算机学院合作,建成慢性肝病管理平台终端数据分析库实时、动态、全面、客观地收集纳入慢性肝病患者管理 APP 监管病人的记录数据;对采集的重症肝炎患者的海量临床数据,通过数据挖掘分析系统、疗效评价系统,进行疗效评价、远期预后、卫生经济学分析等研究,为中医药介入危

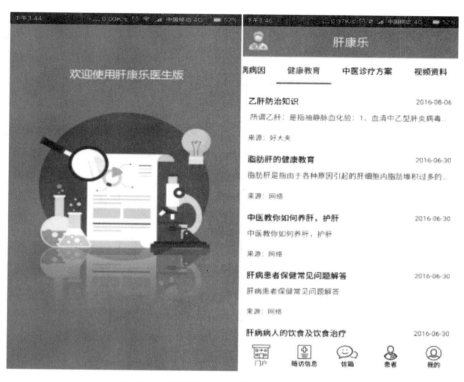

图 5-3　慢性肝病患者管理 APP（医生版）

急重症的治疗提供循证医学依据，并为中医药防治重症肝病数据分中心提供临床及随访数据与分析结果。

通过中医药防治重症肝炎随访—临床科研平台的建设，将对重症肝炎及慢性肝病患者的诊治从住院延伸到出院后长期随访与管理，全方位对疾病信息进行收集、分析与利用，从而提升中医药防治重症肝炎的管理水平。

通过已建立的国内重型肝炎中医药防治协作网络平台，国家中医临床基地重点病种临床研究协作组单位 13 家、国家"十一五""十二五"科技重大专项医院 18 家、国家中医药管理局瘟黄病重点专科协作组医院 13 家，对重症肝炎开展临床研究，通过随访平台对重症肝炎中医诊疗方案和临床路径的推广应用，实现了对重症肝炎患者从住院延伸到出院后长期随访与管理。

（三）中医药防治重症肝炎技术库

以前期建设完成的中医黄疸病文献数据库及不断集成、优化的中医药防治重症肝炎的技术总结为基础，运用计算机技术及文献数据库技术，对国内外中医药防治重症肝炎方案、共识、文献、专家经验等防治技术进行全面收集、存储、检索、分析、统计等处理，形成中医药防治重症肝炎在诊断、辨证、施治等方面的临床技术标准，逐步建立与完善中医药防治重症肝炎技术库，建成具有查询、应用、推广功能的标准化技术平台（图5-4）。

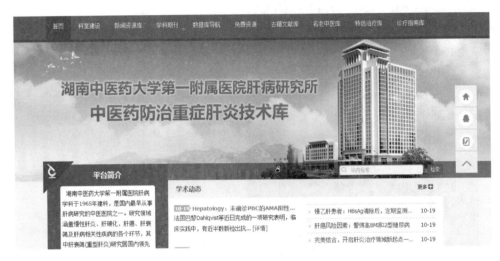

（1）

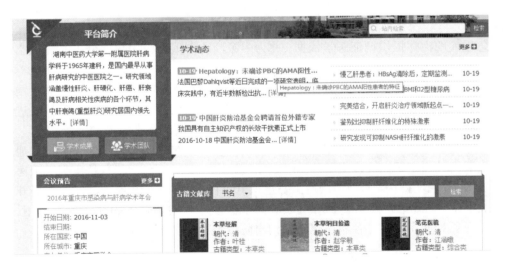

（2）

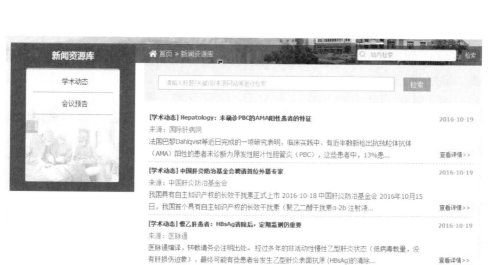

（3）

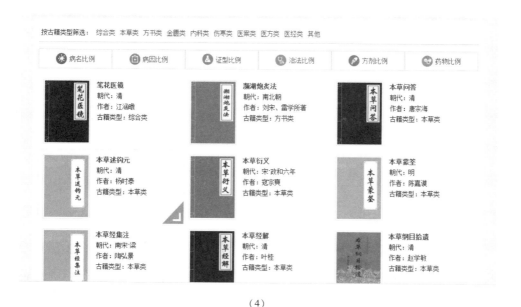

（4）

图5-4　中医药防治重症肝炎技术库

179

中医药防治重症肝炎技术库包括中医药防治重症肝炎文献资源库、诊疗动态进展资源库、名老中医资源库、专家共识/指南资源库、中医特色治疗资源库5个板块，可及时更新并共享国内16家网站有关肝病领域的新闻及资讯；收集、归类与重点病种相关的文献（古代、现代、国外），录入古籍文献282部，编辑古籍文献黄疸病方向词条2 365条；检索万方、维普、清华同方、超星、PUBMED、OBSCO等数据资源库中有关黄疸病的文献，整合纳入黄疸文献数据库；按照文献类型在数据化处理方式的支持下对其病名、证候诊断、中医治则治法、中药、方剂、辨证论治规律进行分类查询、分析、研究；在数据化处理方式下，实现对中医药防治重症肝炎诊断、辨证、施治、诊疗方案等诸多方面的标准化，并对其进行评价、推广，实现资源共享。

在此基础上，逐步建立与完善国内中医药防治重症肝炎的临床研究和随访平台（图5-5）。建立慢性肝病患者管理APP，对区域内重症肝炎患者从预防、保健、医疗、康复等方面，进行信息化健康管理，逐步实现对重症肝炎及慢性肝炎患者健康管理的全过程信息化监管及对临床诊疗信息的收集、整理与分析。

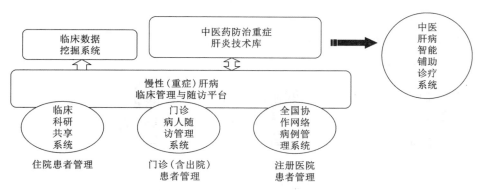

图5-5 慢性肝病临床管理与随访平台示意图

（四）中医肝病新药临床试验研究技术平台

药物临床试验质量管理规范（good clinical practice，GCP）是国际公认的临床试验标准，凡以人体为对象的临床试验均依照这一标准进行。建立一套科学、系统的符合中医诊疗特色和复合干预策略的疗效评价方法和指标体系的GCP技术平台，是中医药现代化、国际化进程中必不可少的重要环节。

通过中医肝病临床新药伦理委员会、实验方法学、疗效评价、数据管理等技术平台，及相关技术平台的建设，构建符合中医肝病疗效特点的新药临床评价方法和指标体系，从而搭建符合国际 GCP 规范的中医肝病新药临床试验技术平台。

（五）中医肝病临床试验方法学研究平台

建立具有肝病中药新药临床用药特点的临床试验设计规范，构建结构齐备、功能完善的中医肝病科研方法学体系，是中医肝病临床试验的重要内容。可从以下几个方面考虑：组建肝病临床方法学研究室，包括循证医学、科研方法学、统计学的人才队伍和方法学专家团队，完成硬件及软件建设工作；开展循证医学研究，为中医肝病提供循证医学前沿证据，收集、整理国际先进的科研方法学技术规范等；对中医肝病进行临床流行病学、病因、病理及临床治疗等多方面、多角度的研究；开展肝病临床辨证论治理论研究及病证关系研究工作；建立中医肝病临床研究方法学网络信息平台，开展中医肝病科研方法学科交流。最终，中医肝病临床试验方法学研究平台在遵循中医"辨证论治"与西医"循证医学"基本原则的前提下，对病证结合进行科学设计、对质量严格控制，获得与实际相符合的高质量观察资料。

（六）中医肝病疗效评价技术平台

中医药的疗效评价应符合中医理论特点和临床治疗宗旨，更应该选择有利于突显中医自身治疗特色（如整体调节）与疗效优势的评价指标。研究中医治疗肝病的临床特点，建立有别于生物医学的疗效评价标准，构建中医肝病证候评价标准及生活质量评价标准，是中医肝病疗效评价技术平台建设的重心。

1. 以中医肝病临床证候评价为特色

通过对临床病例、文献回顾性调研，开展数据挖掘与系统分析工作。选择若干中医肝病基本证候，将指标量化，进行聚类分析，初步筛选出中医肝病临床疗效评价的基本证候。再进行问卷和统计设计，召开专家咨询会议，确定与证候相关的症状、体征及权重积分，制定出证候诊断的标准，建立和完善"中医肝病临床评价证候量表"；"量表"与辨证标准相配套，以"评定量表"为工具，以"样本"调查为基础，建立量表条目库，确定具有相应检查程序和评分标准的条目，使"评定量表"符合信度、效度检验要求，建立中医临床疗效评价体系。具体中医肝病证候量化评定可参照《中药新药临床研究指导原则》《中医量化诊断》等。运用中医证候计量方法学，实现中医肝病证候定量评价，以治疗前后中医临床证候量表计量变化为评价标准。

2. 以国际通用肝病临床疗效评价标准为基础

依据国际肝病医疗学术组织，如美国肝病学会（American Association for the

Study of Liver Diseases, AASLD)、欧洲肝病学会(The European Association for the Study of the Liver, EASL)、亚太肝病学会(Asia Pacific Association for the Study of Liver Diseases, APASL)等的意见，目前肝病临床试验中临床疗效观察指标主要包括病毒学、血清学、组织学与生化学指标和联合应答指标。但单独应用上述一个疗效指标并不足以全面评价临床疗效，采用病毒学、血清学、肝脏组织学和生物化学应答的联合应答指标，作为疗效的主要替代终点来反映其综合疗效，更能判断患者的整体受益情况。推荐使用肝脏组织学应答率或包括肝脏组织学应答的联合应答率为主要疗效指标。同时，作为慢性疾病的肝病，更需关注临床结局评价。结局指标可分为主要结局指标和次要结局指标，主要结局指标包括肝功能衰竭、肝细胞癌和肝脏相关性死亡等重大事件发生率、病死率和残障；次要结局指标包括 HBsAg 消失率、HBeAg 血清学转换率、病毒学持久应答率等，反映治疗所引起的结局指标的变化。

3. 重视生命质量等非生物学指标评价

目前在国外已经制定了反映患者相关生理、心理功能，社会关系等生活质量的量表，已有肝炎生命质量量表(hepatitis quality of life questionnaire, HQLQ)、肝脏疾病生命质量(liver disease quality of life, LDQOL)、慢性肝病问卷(chronic liver disease questionnaire, CLDQ)、肠胃病生命质量指数(gastrointestinal quality of life index, GIQLI)和消化系统健康状况工具(digestive health status instrument, DHSI)等特异量表的开发与应用。但由于东西方文化背景的差异，在西方文化和医学背景下研制的量表并不一定适合中医药的现代临床疗效评价，难以展现中医药自身的优势和特点。但可参照国外的健康相关生命质量（health related quality of life, HRQOL)、CLDQ 等量表，结合中国国情及中医诊疗特点，制定一套符合中医特色的慢性肝炎患者生活质量测量的特异度量表。

4. 建立、健全以患者报告结局为基础的综合评价体系

目前在药物评价体系发展中基于患者报告结局(patient reported outcomes, PRO)的评价体系研究显得越来越重要，其内容包括患者描述的功能性或症状性指标和生存质量指标两大块内容。以患者为中心，主张判断一种疗法是否有效，使用与患者密切相关的临床指标，如症状的改善、功能的恢复及与健康相关的生活质量等作为主要的终点指标，而不是以单纯的生物学指标或影像学改变为依据。这涵盖了中医四诊证候量表、生活质量量表等符合疾病特点的系统中西医疗效评价标准，将中医、西医贯通融合作为一个综合评价体系，是今后中医肝病临床评价的方向。

(七)临床试验学科专业人才团队平台

临床试验学科专业人才团队应包括以下几个方面：由熟练掌握循证医学、科研方法学、统计学的人才队伍组成专业化、高水平的方法学研究团队；能够承担重大科研项目顶层设计和进行方案优化的专业临床科研方法学人才；专业的数据管理、统计分析人员，开展中医药临床研究的数据管理、质量监察和统计分析工作；支撑肝病研究的相关学科如肝脏介入、病理学、病毒学、免疫学、肝脏外科、新药开发、信息科学等研究团队；GCP 人才培养建设，GCP 机构主任和各级专业人员达到国际认证资质要求。

(八)数据管理、统计分析及随访平台

临床—科研一体化的数据平台的建设内容主要包括以下几方面：构建数据管理专家团队，完善数据管理制度，完成硬件及软件建设工作；对临床数据质量进行质量管理及控制，建立符合国际规范化要求的独立数据安全检测委员会（data safety monitoring board，DSMB）和终点事件委员会；完善数据采集平台，对试验数据进行统计学的专业分析；运用现代信息技术、计算机技术、网络技术、电子捕获技术，设计开发具有临床试验远程记录、远程监控、数据分析、中心随机、受试者管理为一体的中药新药临床试验数据管理系统。最终实现 CRF 的电子化，中医证候量化处理，试验药物的动态管理，实验室数据同步传输，研究任务管理，数据录入、修改、核查、寻迹、远程查询，监控功能、信息的共享；数据真实性评估、合理性评估、病证疗效评价、安全性评价、总结报告制定；受试中心随机化，随机彻底隐藏；受试者有效管理，建立大样本、多中心中医药临床试验规范化数据管理模式。

三、中医临床论治规律

湖南中医药大学第一附属医院是国家中医临床研究基地，近年来，该基地围绕肝衰竭、乙型肝炎肝硬化等病种，先后承担了国家中医药管理局、省卫健委及中医药管理局数十项课题，并取得了大量的研究成果。

在"中医临床科研信息一体化技术平台"基础上借助数据挖掘技术，对患者的基本信息、辨证、用药及疗效进行资料采集，建立中医资料数据库，对采集的数据进行频数、关联分析，深层次挖掘分析湖南中医药大学第一附属医院治疗的 HBV-ACLF、乙肝肝硬化等证候规律和用药规律，黄疸病用药配伍规律、索拉非尼所致腹泻中医临床用药规律、原发性肝癌并腹水的中医临床用药规律及中医药治疗胃脘痛组方规律等，为中医治疗肝病提供了有力的参考依据。

(一)肝衰竭

运用数据挖掘方法,分析湖南中医药大学第一附属医院治疗乙型肝炎相关性慢加亚急性肝衰竭辨证及组方规律,进而探讨其证治规律和用药特点。通过收集湖南中医药大学第一附属医院住院慢加亚急性患者病例资料,录入数据库,由研究人员对录入数据进行字段提取后,相关数据进行频数分析,关联规则,社会网络等分析。根据对 247 例慢加亚急性肝衰竭患者病例数据分析,发现其主证型从高到低依次为湿热瘀黄证、湿热内蕴兼脾虚证、寒湿困脾证;根据对收集的中药处方分析,确定药物初选频次≥12 的药物 43 个,得到治疗慢加亚急性肝衰竭各证型常用药物配伍。根据分析结果得出结论:慢加亚急性肝衰竭病位主要在肝、脾,证型以湿热瘀黄证、脾虚瘀黄证、寒湿困脾证为主,治疗多以祛湿退黄、化瘀解毒、温阳健脾为法。详细结果如下。

1. 频数分析结果

(1)证型频数分析结果

在 247 例 HBV-SACLF 患者中,湿热证患者 33 例,占 13.36%;湿热瘀黄证患者 97 例,占 39.27%;湿热内蕴+阴虚证患者 8 例,占 3.24%,湿热内蕴兼脾虚+瘀血阻络证 46 例,占 18.62%;湿热内蕴兼脾虚证 30 例,占 12.15%;寒湿困脾证 26 例,占 10.53%;脾肾阳虚证 7 例,占 2.83%。

(2)证素分布特点

相应证型分解后得到 14 个证素,其中病位性证素 4 个,病性证素 10 个。进一步规则化数据处理,Liquorice 网络分析软件得出,HBV-SACLF 病位主要在肝、脾、肾、肠;病性以湿热、血瘀、气虚、阴虚、气滞为主,其余证素出现次数在 8 以下(表 5-3)。

表 5-3 HBV-SACLF 证素统计表

证候要素	频次/次	所占比例/%
湿	249	32.14
热	222	28.65
肝	209	26.98
血瘀	61	22.06
脾	145	18.73
气虚	125	16.19
阴虚	81	10.47

（3）药物频数分析结果

对 247 例 HBV-SACLF 患者病程记录的 1 674 副处方所包含中药进行提取，总计使用药物 172 味。使用频次在前 20 位的中药见表 5-4。

表 5-4 247 例患者使用中药前 20 位频次一览表

中药	频次/次	频率/%	中药	频次/次	频率/%	中药	频次/次	频率/%
茵陈	1674	100.00	黄芩	2431	89.77	黄芪	1549	57.20
赤芍	1640	98.00	虎杖	2156	79.62	茯苓	1532	56.57
丹参	1612	96.34	滑石	1987	73.38	大黄	1327	49.00
白术	1591	95.08	枳壳	1801	66.50	鸡内金	1104	40.77
甘草	1582	94.53	白花蛇舌草	1090	65.14	郁金	590	35.30
薏苡仁	1546	92.38	豆蔻	1077	64.33	附子	534	31.91
石菖蒲	1530	91.43	通草	1020	60.93			

2. 回归分析

证型与药物回归分析结果，见表 5-5。

将中药设置为自变量，证型设置为应变量，采用二级分类向前回归方法，筛选出与各证型存在明显相关性的中药（$P < 0.05$）。回归方程式：$\text{logit}(P) = B_0 + B_1 X_1 + B_2 X_2 + B_P X_P$，其中 X 为自变量，B 为偏回归系数。具体分布见表 5-5。

表 5-5 247 例患者证型与中药之间回归分析结果

证型	中药	B	Sig.	Exp(B)
湿热证	茵陈	1.325	0.006	3.762
	赤芍	-1.705	0.006	0.181
	虎杖	1.873	0.009	6.507
	滑石	1.855	0.047	6.391
	栀子	-0.742	0.061	0.476
湿热瘀黄证	茵陈	2.761	0.004	15.815
	赤芍	-1.456	0.001	0.233
	丹参	1.659	0.032	5.254
	葛根	-2.378	0.002	0.092
	瓜蒌	5.764	0.000	318.620

续表5-5

证型	中药	B	Sig.	Exp(B)
湿热内蕴+阴虚证	茵陈	2.543	0.037	12.717
	赤芍	3.782	0.053	43.903
	泽泻	-3.761	0.000	0.023
	茯苓	-2.631	0.051	0.072
	生地黄	-6.217	0.000	0.001
湿热内蕴兼脾虚+瘀血阻络证	茵陈	2.219	0.004	9.198
	白术	4.418	0.006	82.930
	附片	-4.514	0.008	0.010
	赤芍	2.417	0.037	11.212
	丹参	-1.657	0.005	0.190
湿热内蕴兼脾虚证	茵陈	1.326	0.003	3.765
	白术	-1.549	0.006	0.212
	黄芪	1.653	0.007	5.222
	虎杖	1.427	0.021	4.166
	茯苓	-0.536	0.032	0.585
寒湿困脾证	茵陈	2.753	0.003	15.689
	白术	3.547	0.005	34.709
	附片	-3.672	0.006	0.0254
	薏苡仁	3.547	0.046	34.709
	滑石	-1.732	0.006	0.176
脾肾阳虚证	茵陈	1.432	0.003	4.187
	附片	-1.743	0.005	0.174
	白术	1.832	0.007	6.246
	干姜	1.653	0.015	5.222
	茯苓	-0.769	0.016	0.463

3. 证候与中药关联分析

为寻找 HBV-SACLF 各证型中医用药规律，我们利用 Liquorice 网络分析软件对 1674 副处方进行数据挖掘，筛选关联频率在 10% 的节点，形成中医证候与中药之间的复杂网络关联图谱。如图 5-6 所示，与湿热证相关，关联频率在 10% 以上的中药总共有 15 味，其中使用频率较多的中药依次为(排名前 5)：茵陈、滑石、赤芍、黄芩、虎杖；与湿热瘀黄证相关，关联频率在 10% 以上的中药共 22 味，其中使用频率较多的中药依次为(排名前 5)：茵陈、赤芍、丹参、葛根、瓜蒌；与湿热内蕴+阴虚证相关，关联频率在 10% 以上的中药共 17 味，其中使用频率较多的中药依次为(排名前 5)：茵陈、赤芍、泽泻、生地黄、茯苓；与湿热内蕴兼脾虚+瘀血阻络证相关，关联频率在 10% 以上的中药共 16 味，其中使用频率较多的中药依次为(排名前 5)：茵陈、白术、赤芍、丹参、党参；与湿热内蕴兼脾虚证相关，关联频率在 10% 以上的中药共 19 味，其中使用频率较多的中药依次为(排名前 5)：茵陈、白术、茯苓、石菖蒲、黄芪；与寒湿困脾证相关，关联频率在 10% 以上的中药共 16 味，其中使用频率较多的中药依次为(排名前 5)：茵陈、白术、薏苡仁、滑石、附片；与脾肾阳虚证相关，关联频率在 10% 以上的中药共 15 味，其中使用频率较多的中药依次为(排名前 5)：茵陈、附片、干姜、白术、茯苓。

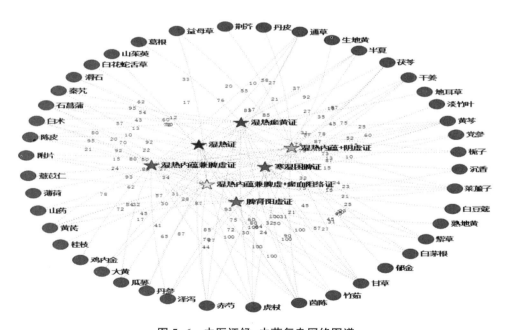

图 5-6　中医证候-中药复杂网络图谱

（二）乙型肝炎肝硬化

分析中医药治疗乙型肝炎肝硬化用药配伍规律，为临床治疗提供用药指导。通过收集本院 2016 年 6 月—2017 年 12 月符合入选条件的 165 例乙型肝炎肝硬化患者的临床资料，运用因子分析与关联规则等方法对其用药规律进行挖掘。纳入处方总数共 206 个，共 198 味中药，使用频次排名前 10 的中药依次为白术、茯苓、泽泻、茵陈、甘草、柴胡、黄芪、鳖甲、丹参、白芍；常用的 2 味药物组合模式 38 组，3 味强关联药物组合 5 个；用因子分析法将药物按其功效进行归类，主要分为 6 大类。根据分析结果得出结论：本院乙型肝炎肝硬化体现的主要治法为清热利湿，活血祛瘀，通络软坚，疏肝健脾，补益肝肾，温补脾肾，该研究可为乙型肝炎肝硬化的中医药治疗提供一定参考依据。详细结果如下。

1. 药物频次统计

统计频数的 206 个处方，涵盖中药 198 味，使用频率在 10% 以上的药物有42 种，排名前 10 的中药为白术、茯苓、泽泻、茵陈、甘草、柴胡、黄芪、鳖甲、丹参、白芍。详见表 5-6。

2. 关联规则分析

将所有药物按照处方进行编号（同一处方下的所有中药为同一编号），再将所有数据导入软件 SAS9.3 进行关联分析，将支持度阈值设为 10%，得到常用2 味药物的组合模式 35 组（表 5-7），其中支持度排名前 5 的药物组合依次为白术与茯苓、白术与泽泻、茯苓与泽泻、白术与黄芪、黄芪与茯苓（表 5-7）。同时将支持度设为 20%，置信度设为 90%，得到 3 味药物的强关联药物组合 5个，结果见表 5-8。

3. 因子分析

本研究选取用药频率在 10% 以上的 42 味中药建立原始变量并纳入因子分析，经最大方差分析正交旋转法转换，选取因子载荷矩阵中因子载荷量 >0.2 的中药变量纳入相应公因子，提取累计贡献率在 70% 的前 6 个公因子。结果：KMO and Bartlett 球形检验（又称因子分析适用性检验），KMO 统计量值为0.723>0.7 且 $P<0.05$，说明本研究适合因子分析；提取排名前 6 的公因子，累计贡献率达 71.325%，各公因子所负载的中药变量详见表 5-9，经临床专家分析及讨论，给予药效鉴定。

表 5-6 治疗乙肝肝硬化高频次药物统计表

编号	药物	频次/次	频率/%	编号	药物	频次/次	频率/%
1	白术	116	56.31	22	黄连	55	26.70
2	茯苓	105	50.97	23	厚朴	52	25.24
3	泽泻	102	49.51	24	川芎	49	23.79
4	茵陈	100	48.54	25	地黄	49	23.79
5	甘草	97	47.09	26	五灵脂	48	23.30
6	柴胡	96	46.60	27	桂枝	46	22.33
7	黄芪	92	44.66	28	白茅根	45	21.84
8	鳖甲	87	42.23	29	瓜蒌	45	21.84
9	丹参	86	41.75	30	薏苡仁	42	20.39
10	白芍	85	41.26	31	桃仁	42	20.39
11	猪苓	83	40.29	32	山药	40	19.42
12	大腹皮	80	38.83	33	三七	36	17.48
13	赤芍	79	38.35	34	香附	32	15.53
14	车前子	78	37.86	35	枸杞	29	14.08
15	郁金	72	34.95	36	党参	29	14.08
16	鸡内金	69	33.50	37	麦冬	28	13.59
17	陈皮	66	32.04	38	苍术	24	11.65
18	当归	65	31.55	39	山茱萸	22	10.68
19	枳实	62	30.10	40	莪术	21	10.19
20	大黄	61	29.61	41	砂仁	21	10.19
21	黄芩	56	27.18	42	虎杖	21	10.19

表 5-7 治疗乙肝肝硬化高频次药物组合模式

编号	药物	支持度/%	编号	药物	支持度/%
1	白术、茯苓	33.98	19	鳖甲、黄芪	19.42
2	白术、泽泻	30.58	20	鳖甲、丹参	18.93
3	茯苓、泽泻	29.13	21	鳖甲、茯苓	18.45
4	白术、黄芪	28.16	22	白术、白芍	17.48
5	黄芪、茯苓	28.16	23	白术、鳖甲	16.99

续表5-7

编号	药物	支持度/%	编号	药物	支持度/%
6	茵陈、茯苓	27.67	24	猪苓、白术	16.50
7	茵陈、白术	26.70	25	丹参、猪苓	16.02
8	白术、柴胡	25.73	26	大腹皮、茯苓	16.02
9	黄芪、茯苓	25.73	27	大腹皮、鳖甲	16.02
10	柴胡、茯苓	25.24	28	大腹皮、丹参	15.53
11	丹参、白术	23.79	29	大腹皮、泽泻	15.05
12	柴胡、丹参	23.30	30	白术、大腹皮	14.56
13	丹参、茯苓	22.82	31	丹参、泽泻	14.08
14	丹参、黄芪	22.33	32	大腹皮、猪苓	12.62
15	茯苓、猪苓	22.33	33	大腹皮、黄芪	12.14
16	猪苓、泽泻	21.84	35	车前子、茯苓	11.65
17	甘草、白术	20.87	35	白术、党参	11.65
18	甘草、茯苓	19.42			

表 5-8　治疗乙肝肝硬化强关联药物规则

序号	规则	置信度/%
1	白术、泽泻→茯苓	93.2
2	茯苓、柴胡→白术	92.4
3	黄芪、白术→茯苓	92.1
4	柴胡、白术→茯苓	91.8
5	白术、丹参→茯苓	91.5

表 5-9　治疗乙肝肝硬化用药因子分析结果

公因子	因子贡献率/%	中药变量	药效
F1	19.568	茵陈、白术、黄芩、黄连、猪苓、茯苓、泽泻、大黄、甘草、车前子、白茅根、大腹皮、虎杖	清热利湿
F2	15.761	鳖甲、丹参、赤芍、郁金、柴胡、当归、桃仁、川芎、三七、瓜蒌、五灵脂、莪术	活血祛瘀、软坚散结

续表5-9

公因子	因子贡献率/%	中药变量	药效
F3	12.214	柴胡、枳实、香附、白芍、陈皮、党参、山药、黄芪、砂仁、鸡内金、白术、茯苓、丹参	疏肝健脾
F4	9.463	党参、白术、猪苓、茯苓、泽泻、桂枝、赤芍、丹参、甘草	温补脾肾、行气活血
F5	8.118	陈皮、厚朴、苍术、桂枝、甘草、薏苡仁	健脾利湿
F6	6.201	当归、熟地黄、枸杞、麦冬、郁金、赤芍、山茱萸	补肝益肾、养血活血

（三）肝瘟病

基于"中医临床科研信息一体化技术平台"，总结"阳黄—阴阳黄—阴黄"辨证模式治疗肝瘟病用药规律。通过制定纳入和排除标准，规则化处理后建立肝瘟病用药数据库，采用频数分析、复杂网络分析、点式互信息分析等方法进行数据挖掘。结果显示，肝瘟病总体用药频次依次为茵陈（1 368 次）、赤芍（1 309 次）、丹参（1 250 次）、甘草（1 086 次）、白术（1 038 次）等；其中阳黄证以茵陈（1 062 次）、赤芍（1016 次）、丹参（970 次）、甘草（823 次）、石菖蒲（796 次）、白术（760 次）等为主；阴阳黄证以茵陈（285 次）、赤芍（272 次）、白术（268 次）、丹参（260 次）、薏苡仁（245 次）等为主。核心用药中阳黄证为茵陈、赤芍、丹参；阴阳黄证为白术、茵陈、薏苡仁、附子、丹参、赤芍。阳黄、阴阳黄阶段即开始配伍白术、附子等温阳药物。根据分析结果得出结论：肝瘟病用药以清热利湿解毒、凉血活血化瘀、益气健脾为主；阳黄证以清热利湿解毒、凉血化瘀为主；阴阳黄证以温阳健脾、活血退黄为主，早期应用温法干预治疗可延缓阴黄化进程。详细结果如下。

1. 总体用药频次统计

对 203 位患者 1374 个有中药处方病程记录的中药频次进行提取，使用频次由多到少依次为：茵陈（1 368 次）>赤芍（1 309 次）>丹参（1 250 次）>甘草（1 086 次）>白术（1 038 次）>薏苡仁（1 007 次）>石菖蒲（975 次）>郁金/黄芩（938 次）>虎杖（879 次）>滑石（878 次）>枳壳（874 次）>蛇舌草（864 次）>豆蔻（853 次）>小通草（808 次）>连翘（746 次）>葛根（744 次）>大黄（712 次）>茯苓（570 次）>鸡内金（460 次）。

2. 各证型用药频次统计

阳黄证药物使用频次由多到少依次为：茵陈（1 062 次）>赤芍（1 016 次）>

丹参(970 次)>甘草(823 次)>石菖蒲(796 次)>白术/黄芩(760 次)>郁金(754 次)>薏苡仁(745 次)>虎杖(717 次)>枳壳(715 次)>滑石(712 次)>白花蛇舌草(690 次)>豆蔻/小通草(681 次)。

阴阳黄证药物使用频次由多到少依次为：茵陈(285 次)>赤芍(272 次)>白术(268 次)>丹参(260 次)>薏苡仁(245 次)>郁金(177 次)>白花蛇舌草(168 次)>附子(167 次)>石菖蒲(166 次)>黄芩(160 次)>葛根(158 次)>豆蔻(156 次)>滑石(150 次)>虎杖(149 次)>鸡内金(148 次)。

3. 各证型核心用药分析

通过 Liquorice 软件提取、建立证型与中药交互信息，可知阳黄证以茵陈、赤芍、丹参为最核心用药，起利湿退黄、凉血化瘀之效。阴阳黄证以白术、茵陈、薏苡仁、附子、丹参、赤芍为最核心用药，可起温阳健脾、活血退黄之效。见表5-10。

4. 各证型温阳类药物使用频次频率分析

①阳黄证温阳类药物使用频次及频率由多到少依次为：白术(760, 71.29%)>附子(241, 22.61%)>干姜/桂枝(46, 4.32%)；②阴阳黄证温阳类药物使用频次及频率由多到少依次为：白术(268, 93.38%)>附子(167, 58.19%)>干姜(29, 10.10%)>桂枝(14, 4.88%)。在阳黄证进展为阴阳黄证的过程中，温阳类药物使用频率逐渐增多，且各证型均以白术、附子应用最广。

表 5-10　203 例肝瘟患者中医证型-中药的复杂网络交互信息表

证型	中药	MISCR	证型	中药	MISCR
阳黄证	茵陈	1265.7413	阴阳黄证	白术	172.0217
阳黄证	赤芍	1106.1301	阴阳黄证	茵陈	132.3576
阳黄证	丹参	933.5438	阴阳黄证	薏苡仁	117.0757
阳黄证	石菖蒲	587.0743	阴阳黄证	附子	111.6627
阳黄证	黄芩	502.0149	阴阳黄证	丹参	105.6614
阳黄证	甘草	493.7860	阴阳黄证	赤芍	105.2846
阳黄证	滑石	457.0746	阴阳黄证	甘草	79.8908
阳黄证	豆蔻	418.3783	阴阳黄证	鸡内金	50.3312
阳黄证	郁金	415.7077	阴阳黄证	茯苓	46.5943
阳黄证	小通草	391.7247	阴阳黄证	葛根	40.8320

基于真实世界的肝瘟病
范例研究（知识扩展）

（四）黄疸病

以黄疸病为例探讨中医药治疗黄疸病的用药规律，为临床治疗提供用药指导。通过选取 5 期用药规律进行研究。结果发现病历涉及处方总数 428 个、涉及中药总数 172 味，使用频率排名前 10 的中药为茵陈、茯苓、泽泻、甘草、白术、黄芩、栀子、木通、龙胆草、生姜；常用核心药物配伍组合有 26 组，主要归于 6 个大类。根据分析结果得出结论：中医药治疗黄疸病体现了清热利湿、疏肝健脾、清热解毒、凉血活血、活血化瘀、温化寒湿、补益肝肾等多种治法。该研究对临床用药具有一定的参考价值。详细结果如下。

1. 药物频数统计

在 428 个处方中，涵盖中药 152 味，使用频率在 20% 以上的药物有 18 种，使用频次排名前 5 的用药依次为茵陈、茯苓、泽泻、甘草、白术。使用频率在 10% 以上的中药见表 5-11。

2. 基于关联规则的组方规律分析

基于关联规则的组方规律分析，应用关联规则进行数据挖掘，将"支持度"设为 10%，得到常用药物组合（即支持度较高或者频率较高的药物组合）26 个，详见表 5-12。使用频次位于前 5 位的药物组合分别是"茵陈、栀子""茵陈、茯苓""茵陈、大黄""茵陈、白术""茯苓、泽泻"；将"支持度"设为 10%，"置信度"设为 90%，关联度较强的药物组合 10 个。

3. 药物因子分析

为进一步研究药物之间的关联关系，选择使用频率在 8% 以上的 62 味中药，分别建立变量，采用主成分分析方法，进行因子分析，经最大方差分析正交旋转法转换，提取累计贡献率在 70% 的前 6 个公因子，选取因子载荷矩阵中载荷系数为正值且在某公因子载荷量>0.2 的中药变量纳入相应公因子。每个公因子可支配 1 个或多个中药变量，对 6 个公因子所代表的变量（中药群），根据中医诊断标准，请临床专家组予以药效鉴定。

表 5-11　药物使用频次及频率分布表

药名	频次/次	频率/%	药名	频次/次	频率/%	药名	频次/次	频率/%
茵陈	154	35.9813	苍术	90	21.0280	白芍	67	15.6542
茯苓	146	34.1121	枳实	90	21.0280	生地黄	62	14.4860
泽泻	144	33.6449	黄柏	89	20.7944	陈皮	61	14.2523
甘草	142	33.1776	柴胡	88	20.5607	车前草	60	14.0187
白术	140	32.7103	猪苓	86	20.0935	升麻	56	13.0841
栀子	125	29.2056	黄连	86	20.0935	大枣	56	13.0841
木通	120	28.0374	芒硝	84	19.6262	神曲	52	12.1495
龙胆草	112	26.1682	附子	77	17.9907	薏苡仁	46	10.7477
生姜	106	24.7664	半夏	76	17.7570	党参	43	10.0467
大黄	94	21.9626	黄芪	72	16.8224	丹参	43	10.0467
赤芍	92	21.4953	干姜	69	16.1215			

表 5-12　处方中常见的药物组合

编号	药物组合	频次	支持度/%	编号	药物组合	频次	支持度/%
1	茵陈、栀子	102	23.8	14	茵陈、龙胆草	67	15.7
2	茵陈、茯苓	96	22.4	15	猪苓、泽泻	65	15.2
3	茵陈、大黄	90	21.0	16	陈皮、枳实	64	15.0
4	茵陈、白术	88	20.6	17	黄芩、黄连	58	13.6
5	茯苓、泽泻	87	20.3	18	赤芍、柴胡	56	13.1
6	白术、茯苓	82	19.2	19	枳实、丹参	52	12.1
7	茵陈、栀子、大黄	80	18.7	20	附子、干姜	52	12.1
8	栀子、茯苓	79	18.5	21	干姜、附子、甘草	50	11.7
9	龙胆草、黄芩	79	18.5	22	干姜、附子、茵陈	46	10.7
10	黄芩、木通	76	17.8	23	茵陈、赤芍	45	10.5
11	茵陈、黄芩	73	17.1	24	赤芍、丹参	44	10.3
12	大黄、栀子	73	17.1	25	黄芪、白术	43	10.0
13	栀子、黄芩	68	15.9	26	茯苓、薏苡仁	43	10.0

第二节　中医临床数字化研究的主要创新点

一、临床科研平台的构建及实践

在国家中医临床研究基地项目和中医药行业专项项目支持下，湖南中医大学第一附属医院已建成国内首个慢性（重症）肝病临床管理与随访平台（CR-LF）。同时构建了中医药防治重症肝炎技术库，逐步建立、完善中医肝病智能辅助诊疗系统，开展黄疸术语中医数字化和标准化研究。实现对院内、外肝衰竭患者全程、动态、实时管理，全面收集诊疗信息、并进行分析挖掘与评价，将丰富的临床资源转化为优质的临床科研资源。该系统的运行，改变了国内中医临床范式，提高了中医临床研究的水平。

中医药防治肝衰竭文献数据库、技术库、临床研究与随访平台、临床科研共享系统等研究平台的建设，为保证重点病种临床研究的高水平实施、持续性发展奠定了基础，在此基础上逐步形成了重型肝炎中医药防治技术体系和管理体系，并通过相关的协作单位在国内推广应用，对患者进行全程、动态管理。

以中医黄疸病文献数据库、名老中医临床经验传承信息库及不断集成、优化的中医药防治重症肝炎的技术总结为基础，逐步建成中医药防治重症肝炎技术库，对古籍中医黄疸证文献及国内外中医药防治重型肝炎方案、共识、文献、专家经验等防治技术进行全面收集、归纳、整理，分析与挖掘，并使其成为具备查询、检索、推广应用等功能的信息化平台，开展中医药防治肝病的标准化、信息化研究。

通过建立并健全服务于重点病种的临床-科研信息共享系统，完成中医临床研究和诊疗信息实时、动态、全程收集，改变了基于真实世界的临床科研一体化中医临床科研范式，使本学科中医临床科研水平整体提升，并推动临床疗效提高。

二、优化疾病治疗方案

以乙型肝炎相关性肝衰竭为例。

（一）理论支持

针对乙型肝炎相关性肝衰竭非阳黄证患者增多，开展黄疸"阴黄化"机制、温法早期干预及"阳黄—阴黄"证候演变规律研究，为"阳黄—阴阳黄—阴黄"

的辨证模式提供理论依据。从细胞免疫功能、肠道微生态、干细胞等方面开展中医药治疗肝衰竭的相关应用基础研究,以期初步阐明中医药治疗肝衰竭的作用机制。

(二) 乙型肝炎相关性肝衰竭治疗规范化

以重点病种临床研究为基础,开展了乙型肝炎相关性肝衰竭规范化、标准化研究,制订相关行业术语规范、诊疗方案。在此基础上开展乙型肝炎相关性肝衰竭的中医诊疗方案或临床诊疗指南的制订与发布。

第三节　中医临床数字化研究成果

一、"阴阳黄"证候名

(一) 阐明乙型肝炎相关性肝衰竭中医证候学特点

通过对 438 例乙型肝炎相关性肝衰竭患者回顾性研究及 31 例乙型肝炎相关性肝衰竭住院患者前瞻性证候研究发现:湿热、瘀热/血瘀、脾虚为乙型肝炎相关性肝衰竭的共同病机,其早期的证候以湿热证候为主,伴有脾虚证候和血瘀证候;中晚期的证候以脾虚证候和血瘀证候为主,伴有湿热证候。病程中脾虚证候的变化是决定预后的关键,因此主张在对乙型肝炎相关性肝衰竭患者清热解毒、凉血活血治疗的基础上,加强温阳健脾治疗。

(二) 创新性地提出"阴阳黄证"证候名,发现其证候本质为虚实夹杂证

湖南中医药大学第一附属医院在对重型肝炎黄疸证的研究中发现传统中医药黄疸辨证以阳黄证居多,但在重型肝炎的黄疸辨证中,非阳黄证(阴黄、阴阳黄证)的比例明显增多。针对非阴黄非阳黄证,提出了"阴阳黄"证候概念,并且应用队列研究方法,观察 151 例 CSHB 不同黄疸证的临床特点,结果显示,阳黄证占 56.9%,阴黄证占 11.3%,介于阴黄与阳黄之间(阴阳黄证)者占 31.8%,其中阳黄证以湿热和瘀热为主,阴黄因素以脾虚为主,而阴阳黄证处于阳黄向阴黄的转换过程中的一个特殊的证候阶段,其证候本质为"脾虚湿热血瘀"所致的虚实夹杂证。

（三）"阳黄—阴阳黄—阴黄"辨证论治模式

随着重型肝炎黄疸病中医病因病机理论研究的深入与逐步完善，在黄疸中医传统辨证论治理论基础上，将"脾虚"贯穿肝瘟始终，强调温阳健脾治疗，"阳黄—阴黄"演变存在"阴阳黄"中间阶段，其证候实质为虚实夹杂证等新理论应用到肝衰竭黄疸病的中医药辨治，针对阳黄、阴阳黄、阴黄不同中医证候提出了对应的中医治法和方药，并经过初步临床观察证实了其有效性和安全性，并逐步形成了肝衰竭黄疸病的新的辨证论治方法——"阳黄—阴阳黄—阴黄"辨证论治模式：阳黄治以凉血解毒、活血化瘀，方选凉血解毒汤；阴阳黄治以温阳健脾，解毒化瘀法，方选温阳解毒化瘀方；阴黄治以温化寒湿退黄，方选茵陈术附汤。

（四）全国范围内的随机、对照、多中心临床试验

1. 中医干预肝衰竭队列研究

湖南中医药大学第一附属医院在国家中医临床研究基地"'阳黄—阴阳黄—阴黄'辨证论治模式对乙型肝炎相关性肝衰竭的干预作用及其预后的影响"项目资助下，牵头在中国人民解放军总医院第五医学中心、北京地坛医院、中南大学湘雅二医院等13家医院开展了"阳黄—阴阳黄—阴黄"辨证论治模式对肝衰竭干预作用的临床研究，共纳入肝衰竭患者452例。2009—2011年，作为副组长单位在"十一五"国家科技重大传染病专项资助下，共同牵头在全国20家医院开展了"慢性重型肝炎证候规律及中西医结合治疗方案研究"，共纳入肝衰竭患者1 087例。2项研究共纳入肝衰竭患者共计1 539例，是目前中医干预肝衰竭的最大队列研究。

2. 研究结果

（1）在两种数集（FAS、PPS）中，治疗8周后"阳黄—阴阳黄—阴黄"辨证论治组生存率均高于西医组，病死率均低于西医组（图5-7）。

（2）以累计生存函数为纵轴，生存时间为横轴，建立生存函数曲线图，治疗8周后"阳黄—阴阳黄—阴黄"辨证论治组累计生存率在各时间点均高于西医组（图5-8）。

（3）在两种数集（FAS、PPS）中，治疗8周后"阳黄—阴阳黄—阴黄"辨证论治组黄疸消退率有效率均高于对照组，无效率均低于对照组（图5-9）。

（4）治疗48周后病死率由建设初期的56.1%降低至37.08%，中医药干预48周后的病死率较同期西医组降低7.72%（图5-10）。

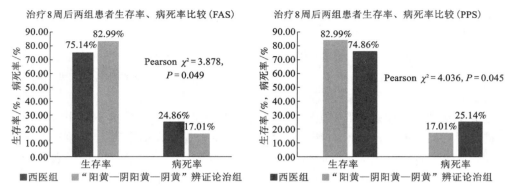

图5-7　患者治疗8周后生存率、病死率比较

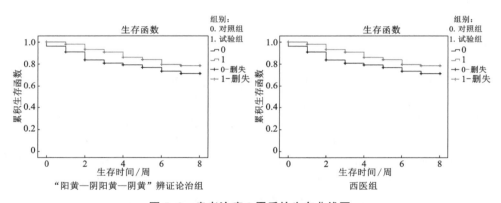

图5-8　患者治疗8周后的生存曲线图

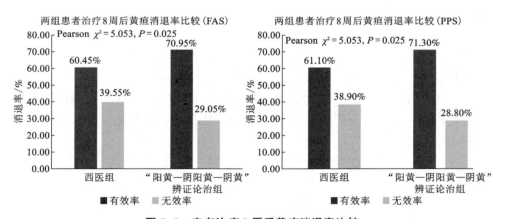

图5-9　患者治疗8周后黄疸消退率比较

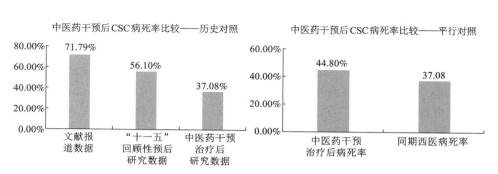

CSC,乙型肝炎相关性肝衰竭。

图 5-10　患者治疗 48 周后病死率比较

二、实现院内重型肝炎患者诊疗及随访的全过程管理

围绕重点病种研究，以前期建立的中医临床–科研信息共享系统为基础，逐步建立与完善了中医药防治重症肝炎中医临床研究–随访平台（CR-LF），对住院患者住院诊治进行全程动态管理并延伸至出院后的随访管理与信息采集录入。该平台现已投入临床稳定使用，该管理模式将逐步在本省区域范围内进行推广与应用，并已开展相关的临床研究。

（一）创建肝病专科模块

实现对肝病专科所有住院患者全程的数据采集与发掘，已纳入住院病例 3 934 例，门诊病例 32 785 例，管理湖南省外 3 个中心、湖南省内 12 个中心，登记病例 641 例。

（二）采集与发掘肝病专科患者的全过程病例

2013 年 7 月至 2015 年 7 月共纳入病例 3 934 例，并对 641 例符合纳入标准的乙型肝炎相关性肝衰竭（肝瘟）进行临床科研数据采集，利用数据统计及数据挖掘软件，围绕重点病种研究方案形成包括"基线数据描述""证候规律研究""疗效影响因素分析""用药规律分析"在内的 4 个临床研究问题作为临床数据挖掘分析目标。目前利用临床研究–随访平台已形成挖掘分析技术报告 1 份，承担国家级课题 12 项、省部级课题 2 项及其他课题数项，发表学术论文 5 篇，硕士学位论文 1 篇；获得专利授权 5 项，著作权 1 项。

(三)建成中医药防治重症肝炎技术库

中医药防治重症肝炎技术库包括中医药防治重症肝炎文献资源库、诊疗动态进展资源库、名老中医资源库、专家共识/指南资源库、中医特色治疗资源库5个板块,可及时更新并共享国内16家网站有关肝病领域新闻及资讯;已录入肝衰竭古籍文献437部,23位名老中医临床诊疗资料,总结技术成果413条,收集、归类与重点病种相关的文献(古代、现代、国外),录入古籍文献282部,编辑古籍文献黄疸病方向词条2 365条;检索万方、维普、清华同方、超星、PUBMED、OBSCO等数据资源库中有关黄疸病的文献,整合入本黄疸文献数据库;按照文献类型在数据化处理方式的支持下对其病名、证候诊断、中医治则治法、中药、方剂、辨证论治规律进行分类查询、分析、研究;在数据化处理方式下,实现对中医药防治重症肝炎诊断、辨证、施治、诊疗方案等诸多方面的标准化,并对其进行评价、推广。该技术库完成中医黄疸病临床术语的收集与整理工作,共计1 987条术语,并通过多轮专家论证及问卷调查,以国际、国家、行业标准为蓝本,形成国内第一部全面、规范化、标准化总结的《中医黄疸病临床术语词典》,该词典由湖南科学技术出版社在2022年底出版。承担省部级课题4项、厅局级课题3项、其他课题2项;发表学术论文4篇。

(四)传承名老中医经验学术

通过中医黄疸病文献数据库、中医临床科研信息一体化系统,对临床诊疗信息全程收集、整理和分析,实现临床资源信息共享。系统收集了名老中医临床诊疗资料(包括跟师学习记录、疑难病例讨论记录、患者舌诊影像资料),总结了名老中医临床经验和学术思想,提炼了名老中医学术理论,共发表论文27篇,编撰《中医治疗病毒性肝炎的研究与实践》《谌宁生临床经验精萃与理论探索》《谌宁生教授临床医案》专著3本;参编《中西医结合传染病学》全国规范教材1本;形成专科专病"肝瘟(肝衰竭)诊疗方案""肝着(慢性乙型肝炎)诊疗方案""肝积/积聚(肝硬化)诊疗方案"3项,并每年不断更新完善诊疗方案。在此研究成果的基础上,参与《慢性乙型肝炎中医诊疗指南(2018年版)》《肝纤维化中西医结合诊疗指南(2019年版)》两个指南的制订,其中谌宁生教授学术思想"肝郁脾虚血瘀"为慢性乙型肝炎慢性化的主要病机,将治疗肝炎肝纤维化"疏肝理脾、活血通络法"写入指南。两项指南分别于2018年11月、2019年6月经中华中医药学会肝胆病专业委员会、中国民族医药学会肝病专业委员会、中国中西医结合学会肝病专业委员会颁布。

第四节 中医临床数字化研究的意义

一、理论研究成果

湖南中医药大学第一附属医院开展中医证候学与发病机制等相关应用基础研究，为优化肝衰竭中医综合治疗方案提供理论支持。

1."阳黄—阴阳黄—阴黄"辨证模式研究

针对乙型肝炎相关性肝衰竭非阳黄证患者增多，而此类患者不能完全归类于传统意义上"阴黄"患者，且临床疗效欠佳的问题，开展黄疸"阴化"机制、温法早期干预及"阳黄—阴黄"证候演变规律研究，为"阳黄—阴阳黄—阴黄"的辨证模式提供理论依据。

2.肝衰竭的中医药作用机制

从细胞免疫功能、肠道微生态、干细胞等方面开展中医药治疗肝衰竭的相关应用基础研究，以期初步阐明中医药治疗肝衰竭的作用机制。

3.中医综合治疗肝衰竭的临床疗效研究

开展全国多中心临床研究，评价优化形成的中医综合治疗方案临床疗效。针对中医药治疗肝衰竭有优势，但在降低其远期病死率等关键问题上，国内缺乏大样本、多中心的临床研究循证医学依据的现状，在全国13家三级甲等医院开展"阳黄—阴阳黄—阴黄"的辨证模式治疗乙型肝炎相关性肝衰竭450例患者的多中心随机、对照的临床研究。从循证医学上证实优化形成的中医综合治疗方案能确切降低肝衰竭病死率，并缩短住院时间，显著提高了肝衰竭中医救治水平，具有良好的经济和社会效益。

4.肝衰竭中药新药研究

针对国内外无突出疗效的乙型肝炎相关性肝衰竭中药新药，尤其是促进患者黄疸的消退，降低病死率的中药，开展具有优势与特色中药新药的研究。

5.中医药相关成果纳入肝衰竭诊疗推荐意见

作为重要单位参与制订《HBV相关慢加急性肝衰竭中西医结合诊疗推荐意见》，本基地研究成果肝衰竭的治则"凉血解毒""温阳健脾"，方药"温阳解毒化瘀方"纳入诊疗推荐意见，本推荐意见于2019年5月经中国中西医结合学会传染病专业委员会、中国中西医结合学会肝病专业委员会、中华中医药学会肝胆病分会联合颁布。

二、慢性肝病临床科研平台

慢性(重症)肝病临床管理与随访平台(CR-LF)的建立,实现了对医院内、外肝衰竭患者的全程、动态、实时管理,通过全面收集、分析、挖掘与评价诊疗信息,将丰富的临床资源转化为优质的临床科研资源,极大程度上完善了中医肝病智能辅助诊疗系统,为开展信息时代的中医自动化诊疗提供基础。中医药防治重症肝炎技术库的建立,让资源共享、技术推广成为可能。通过对中医黄疸病临床术语的收集与整理,建立具有查询、应用、推广功能的标准化技术平台,为开展中医防治肝病(肝衰竭)证治机制、辨证论治规范、诊疗方案、临床疗效等方面的信息技术研究提供重要保障。

三、肝衰竭临床研究成果的应用与推广

湖南中医药大学第一附属医院牵头制订《瘟黄(慢加亚急性肝衰竭)中医诊疗方案》及《瘟黄(慢加亚急性肝衰竭)中医临床路径》,并于2013年9月由国家中医药管理局颁布。与同为组长单位的首都医科大学附属地坛医院共同制订国内首个中医药类慢加急性肝衰竭诊疗指南《慢加急性肝衰竭中医临床诊疗指南》,本单位的临床诊疗方案纳入指南,并于2019年2月经中华中医药学会颁布。与中国人民解放军总医院第五医学中心、首都医科大学附属北京佑安医院、上海中医药大学附属曙光医院共同执笔制订,国内外首个专门针对中草药致肝损伤的诊疗技术标准《中草药相关肝损伤临床诊疗指南》,2016年4月经中华中医药学会发布。

通过国家中医临床研究基地重点病种研究协作组、国家中医药管理局肝病临床研究联盟、国家科技重大专项重肝研究协作组、国家中医药管理局肝病重点专科协作组、湖南省肝病中医协作网等多个全国协作研发平台,该项成果在全国20个省、自治区、直辖市共78家单位得到应用与推广。项目组专家为该领域国内知名专家,每年应邀做肝衰竭专题讲座20~30次,推广区域覆盖全国15个省、市和自治区,在国内具有重大的影响力和带动力。

后记

近百余年来，发展于农耕时代的中医药，面对依据工业时代的新技术发展起来的西医，总显得格格不入。中医诊断疾病，确定疗效是基于对人体状态的认识，诊察人体自我感觉，人体外在表现状态及其对环境、条件的适应能力，具有多维度、全时程、不同地域条件及个体差异的综合信息分析特点。成熟于工业化时代的西医，以金标准、数据来说话的理念，与中医认识方法论是不相同的。

人类清晰的认知：

过程，需要一个始终。

动态，需要一个截点/面。

群体，需要一个标准，或均值。

西医成熟于机械工业时代，主要来源于科学实验，符合上述特点，获得了"话语权"。中医药主要来源于几千年中华民族与疾病作斗争的经验总结（为主）和科学实验（近代，为辅），其强调的过程、动态、个体，因为在起始、截点、标准方面没有做到让人们认可满意的程度（语言描述性表达而非数字化表达）。

这需要信息化时代的生物全息、实时动态、全程信息仿真技术来获得（制约其发展的瓶颈）突破。以全息摄影、增强现实信息技术等理论与方法构建的数据流，是实时动态判断并掌握全过程的基础，是科技发展到今天的信息化时代的技术革命。它能很好地契合中医认识方法论，使中医诊疗成为可清晰化表达、过程可重现的科学。对中医诊疗所依据的自我感觉，实时状态进行要素解析，精细化分析，进而进行数字化处理，是数字中医药研究的重要基础，经过以结果为导向的科学验证，必将成为中医药跨越鸿沟的桥梁。

　　这种在信息化时代方法论基础上发展起来的中医药，既保留了中医药的理论根本，又更加符合今天人们认识事物的追求，必将成为中医药人的共识。因此，数字中医药是传统中医药走向信息化时代的桥梁，利用现代技术，坚持中医原理，是中医药走向未来的必然方向。

周小青

2023 年 2 月 8 日

参考文献

[1]李今庸. 中医学辩证法简论[M].武汉：湖北科学技术出版社，1983.

[2]周小青，刘旺华，晏峻峰.中医计量诊断学[M].长沙：中南大学出版社，2021.

[3]李灿东.中医诊断学[M].北京：中国中医药出版社，2016.

[4]周小青，李金霞，郑彩杏，等.中医计量诊断的特点与方法研究[J].湖南中医药大学学报，2021，41（1）：1-6.

[5]雍苏南，龙远雄，张涛，等.重症肝炎中医药防治信息管理平台研究与设计[J].中国中医急症，2017，26（6）：1005-1007，1021.

[6]国家药典委员会.中华人民共和国药典[M].北京：中国医药科技出版社，2010.

[7]张茜茜，张涛，陈斌，等.肝衰竭黄疸病中医临床术语集建立方法探讨[J].世界科学技术—中医药现代化，2013，15（5）：843-847.

[8]吴国平，李垚，卢昕玥，等.基于图数据库的中医药政策知识图谱的构建研究[J].中国数字医学，2022，17（5）：79-83.

[9]丁琪，侯曦，温川飙.中医云健康平台的体系架构研究[J].中国数字医学，2018，13（10）：103-105，108.

[10]朱健，谢雨珊，王辉.地方高校协同创新平台的组织结构与运行机制——基于湖南省行业产业类协同创新中心的案例分析[J].中国高校科技，2018（9）：23-27.

[11]郭非非.整合多组学数据的遗传调控研究[D].北京协和医学院，2016.

[12]贾波，李冀.方剂学[M].2版.上海科学技术出版社，2012.

[13]李静，李亮，吴华英，等."互联网+"技术在中医药领域中的应用研究[J].中国医药导报，2020，17（23）：188-190，196.

[14]杨连初，朱文锋."中医诊疗标准软件（TCMDSS）"的研究及其实现[J].湖南中医药导报，1999（5）：44-45.

[15]杨淑萍，全佳，祖冰畴.关于中医药院校教学资源的调查与探讨[J].中国医学教育技术，2013，27（5）：527-529.

[16] 郑彩杏，周小青，曾逸笛，等.周小青教授脉诊学术思想研究[J].湖南中医药大学学报，2020，40(11)：1338-1341.

[17] 胡志希，袁肇凯，顾星，等.计算机在中医诊断实验教学中的应用[J].中国中医药信息杂志，2005(01)：105-106.

[18] 潘海侠，吕科，杨晴虹，等.深度学习工程师认证初级教程[M].北京航空航天大学出版社，2020.